Veröffentlichungen der Gesellschaft für Heilkunde in Berlin.

II.

Oeffentliche Versammlung

der

pädiatrischen Section

am 24. und 25. April 1879.

Im Auftrage der Section

herausgegeben

von

Dr. Max Salomon und **Dr. A. Baginsky,**

Schriftführern der Gesellschaft für Heilkunde.

Berlin, 1879.

Druck und Verlag von G. Reimer.

Inhalts-Verzeichniss.

Satzung und Geschäftsordnung

der

pädiatrischen Section

der

Gesellschaft für Heilkunde

zu Berlin.

§ 1. Die von der Gesellschaft für Heilkunde in Berlin am 24. April 1879 begründete „**pädiatrische Section**" stellt sich zur Aufgabe, bei der immer wachsenden Bedeutung der Kinderheilkunde ihre Mitglieder dauerud zu gemeinsamen Arbeiten zu vereinigen.

§ 2. Die Section, als Glied der Gesellschaft für Heilkunde, erkennt deren Satzungen als für sich bindend an. Die Mitglieder der Section, soweit sie nicht in Berlin wohnen, treten als ausserordentliche Mitglieder in die Gesellschaft ein.

§ 3. Die Section veranstaltet alljährlich im Laufe des Frühjahres öffentliche Versammlungen in Berlin.

§ 4. In der ersten dieser Versammlungen wählt die Section durch einfache Stimmenmehrheit

einen Vorsitzenden und
zwei Stellvertreter desselben.

Diese bilden in Gemeinschaft mit einem Schriftführer und dem Schatzmeister der Gesellschaft für Heilkunde (oder einem Vertreter desselben) den Vorstand der Section und haben während des nächsten Jahres die Geschäfte zu führen.

In den öffentlichen Versammlungen cooptirt der Vorstand nach Bedürfniss einen oder zwei Schriftführer.

§ 5. Der Beitrag der Mitglieder der Section ist für das Kalenderjahr auf fünf Mark festgesetzt.

Der Schatzmeister ist befugt, den Jahresbeitrag event. durch Postmandat einzuziehen.

§ 6. Die Verhandlungen der Section werden gedruckt. Jedes Mitglied der Section erhält unentgeltlich ein Exemplar derselben. (Auch erhält jedes Mitglied die übrigen Publicationen der Gesellschaft.)

Geschäfts - Ordnung.

§ 1. Der Vorsitzende setzt die Tagesordnung fest, bestimmt die Reihenfolge der Vorträge und etwaiger Demonstrationen und leitet die Verhandlung.

§ 2. In der Regel sind für jeden Vortrag 30 Minuten angesetzt, doch hat der Vorsitzende das Recht, ohne Befragung der Versammlung für die Dauer desselben 40 Minuten zu gewähren. Nach Ablauf dieser Zeit hat die Versammlung durch Abstimmung über die weitere Fortdauer zu bestimmen.

§ 3. Die Reden in der Discussion dürfen 5 Minuten dauern; der Vorsitzende kann jedoch 10 Minuten Dauer gestatten, es sei denn dass die Versammlung durch Abstimmung auf Antrag eine andere Willensmeinung kundgiebt.

§ 4. Anträge, welche der Beschlussfassung der Versammlung unterliegen, sind dem Vorsitzenden schriftlich einzureichen.

Verzeichniss der Mitglieder

der

pädiatrischen Section.

Abelin, Dr. Prof. Stockholm.
Baginsky, *A.*, Dr. Berlin.
Barwinski, Dr. Suderode.
Beneke, Dr. Geh. Med.-R. Prof. Marburg.
Binz, Dr. Prof. Bonn.
Bohn, Dr. Prof. Königsberg.
Bokai, Dr. Prof. Pest.
Cassel, Dr. Köln.
Demme, Dr. Prof. Bern.
Dohrn, Dr. Prof. Marburg.
Edel, Dr. Charlottenburg.
Emminghaus, Dr. Prof. Würzburg.
D'Espine, Dr. Prof. Genf.
Flesch, Dr. San-R. Frankfurt a. M.
Förster, Dr. Med.-R. Direktor des Kinderkrankenhauses. Dresden.
Gerhardt, Dr. Geh. Hofrath. Prof. Direktor der medicinischen Klinik. Würzburg.
Hauke, Dr. dirigirend. Primararzt d. Kronprinz Rudolf Kinderhospitales. Wien.
Herz, Dr. Wien.
Koch, Dr. Wiesbaden.
Kohts, Dr. Prof. Strassburg i. E.
Kormann, Dr. Coburg.
Leichtenstern, Dr. Prof. Tübingen.
Lichtheim, Dr. Prof. Bern.
Lorey, Dr. Frankfurt a. M.
Löwe, *W.*, Dr. Berlin.
Mannkopff, Dr. Prof. Marburg.
Marcus, Dr. Frankfurt a. M.
Monti, Dr. Docent. Wien.
Müller, Dr. Prof. Bern.
Nötzel, Dr. Ob.-Stabs-Arzt. Colberg.
Pauly, Dr. Posen.
Penzoldt, Dr. Erlangen.
Pfeiffer, Dr. Med.-R. Weimar.
Pilz, Dr. Stettin.
Politzer, Dr. Prof. Wien.
Ranke, Dr. Prof. München.
Rauchfuss, Dr. Prof. St. Petersburg.
Rehn, Dr. Frankfurt a. M.
v. Rinecker, Dr. Geh. Hofrath. Prof. Würzburg.
Ritter von Rittershain, Dr. Prof. Prag.
Salomon, *Max*, Dr. Berlin.
Schnitzler, Dr. Prof. Redakteur der Wiener medicinisch. Presse. Wien.
Schulze, Dr. Geh. Hof-R. Prof. Jena.
Seeligmüller, Dr. Docent. Halle.
Seidel, Dr. Prof. Jena.
Soltmann, Dr. Docent. Breslau.
Stage, Dr. Kopenhagen.
Thomas, Dr. Prof. Freiburg i./Br.
Trüstedt, Dr. Bad Elmen.
Tschamer, Dr. Docent. Graz.

Unterholzner, Dr. dirigirend. Primararzt des Leopoldstädter Kinderspitales. Wien.
Vogel, Dr. Prof. Dorpat.
Vollmer, Dr. San.-R. dirigirend. Arzt des Hedwig-Krankenhauses. Berlin.
Wagner, Dr. Redakteur des Jahrbuches f. Kinderheilkunde. Leipzig.
Wertheimber, Dr. München.
Wiederhofer, Dr. Prof. Wien.
Wiesner, Dr. Frankfurt a. M.
Winckel, Dr. Geh. Hofrath. Prof. Direktor der Königl. Entbindungs-Anstalt. Dresden.
Wyss, Dr. Prof. Zürich.
Zini, Dr. Graz.

Der **Vorstand der Section** pro 1879 besteht aus den Herren

C. Gerhardt (Würzburg.)
F. Winckel (Dresden).
W. Löwe (Berlin).
Max Salomon } Schriftführer.
A. Baginsky }

Versammlung am 24. April 1879.

Vorsitzender: Herr **C. Gerhardt**-Würzburg.

Derselbe eröffnet die Versammlung um $12^1/_4$ Uhr mit folgender Rede:

Ueber die Aufgaben und die Ziele der Kinderheilkunde.

Lassen Sie uns vor dem Beginn unserer Verhandlungen dem wärmsten Danke Ausdruck geben, den wir der Gesellschaft für Heilkunde in Berlin schulden für den schön gedachten und gross angelegten Plan, eine Reihe von Specialversammlungen nach dieser Metropole geistiger Arbeit zu berufen; besonderen Dank für die Beachtung an früher bevorzugter Stelle, die dabei der Kinderheilkunde zu theil wurde.

Wenn mir das einleitende Wort zufiel, so hat wohl in erster Linie die Gesellschaft für Heilkunde damit eine besondere Berücksichtigung und Bevorzugung der auswärtigen Besucher zum Ausdrucke bringen und vielleicht noch nebenbei des Umstandes gedenken wollen, dass ich in den letzten Jahren mit vielen Kinderärzten in Beziehung zu kommen, die günstigste Gelegenheit hatte. Ohne irgend ein Gefühl dies verdient zu haben, nur um, soviel an mir lag, die äussere Gestaltung dieser Versammlung zu erleichtern, glaubte ich, wie jede gewünschte Art der Betheiligung, so auch diese sofort zusagen zu sollen. —

Eine Versammlung der Vertreter und Verehrer der Kinderheilkunde hat, wie ich glaube, ebensoviel Berechtigung, wie sie Aussicht gewährt auf gedeihliche und nützliche Ergebnisse. Gilt es ja doch uns zu stärken und anzueifern in dem Kampfe um die Geltung und Anerkennung dieser Specialität. Manche glauben von ihr, dass sie kaum mehr bedeute als eine Lehre von dem Verlaufe bekannter Krankheiten an kleineren und wenig auskunftsfähigen Geschöpfen. Andere denken, dass es sich wesentlich um die Reduction der Arzneidosen auf ein kleineres Körpergewicht handele. Solchen Auffassungen gegenüber müssen wir zeigen und feststellen, wie die neuere Entwickelung der medicinischen Wissenschaft mit grösserer Sicherheit denn jemals, der Kinderheilkunde selbstständigen Inhalt, gewisse Berechtigung als Specialität, besondere Wege des Studiums zuweist.

Offenbar war schon zur Zeit der naturphilosophischen und naturhistorischen Richtung der Medicin die Stellung der Kinderheilkunde eine ziemlich günstige. Ihrem lose umgrenzten Gebiete gehörten Schilderungen functioneller Störungen und symptomatischer Krankheitsbilder in grosser Zahl an. Das Zahnen, die Krämpfe, die Atrophie, die Fieberformen, der Schrei, der Husten fanden viel Beachtung. Bei diesem Stande der Sache wirkte die anatomische Richtung, deren Leuchte von den grossen Pariser und Wiener Schulen aus sich verbreitete, läuternd, vereinfachend und beschränkend. Sie wirkte läuternd, indem sie eine Menge von symptomatischen Krankheitsbildern zerstörte und als den Ausdruck verschiedenartiger anatomischer Veränderungen kennen lehrte, beschränkend, indem sie wenigstens für die unmittelbare Anschauung des Obducenten nur eine geringere Anzahl von besonderen Organen im frühkindlichen Körper übrig liess, die als das eigentliche Gebiet der Kinderheilkunde anzusprechen waren. Im Uebrigen konnte es sich vielleicht nur um ein Mehr oder Weniger der Veränderungen handeln, in denen das Wesen des Krankheitsprozesses beim Kinde seinen Ausdruck fand. So um die unvollkommnere Entwickelung der typhösen Darmgeschwüre, um die stärkere Betheiligung der Lymphdrüsen an dem tuberculösen Prozesse.

Schon die mikroskopische Forschung änderte die Sachlage zu Gunsten der Kinderheilkunde. Dies Eindringen mit den schärfsten Waffen des Auges in die Structur der Gewebe hat uns von den anatomischen Auffassungen aus vor kleinste Gebilde geführt und zuletzt vor die Nothwendigkeit gestellt, ihre eigentlichen Lebensvorgänge physiologisch zu ergründen.

Während das Mikroskop von der anatomischen zu der physiologischen Richtung hinüberführte, hat es für die Kinderheilkunde eine Reihe der wichtigsten Gebiete gesichert oder wiedergewonnen. So konnte die Rachitis früher nur symptomatisch als durch die Glieder Zahnen, als Zwiewuchs, als Kinderkrankheit angesprochen werden, grob-anatomisch konnte man einen Augenblick daran denken, sie mit der Osteomalacie zusammen zu werfen, erst das Mikroskop lehrte sie als besondere Krankheit des wachsenden Knochens erkennen und damit als eine der echtesten ausschliesslichsten Kinderkrankheiten.

Wohl hat das Vorherrschen der anatomischen Richtung für einige Decennien der Kinderheilkunde einen bleibenden Reichthum an Thatsachen und Grundlagen geliefert, dessen Schätze sich unter Anderen in den Werken von Bednar, Billard, Rilliet und Barthez angehäuft finden. Aus dem Bereiche des Meinens und Glaubens, der blos äusserlichen Betrachtung wurde die Kinderheilkunde durch die anatomische Diagnose zur physikalischen Untersuchung gedrängt, die hier ebenso nothwendig sich anschloss wie einst neben den Arbeiten Rokitansky's solche wie die Skoda's entstehen mussten. Mehr wie irgend ein Zweig der Medicin hat die Kinderheilkunde durch die vorherrschend anatomische Richtung an Exactheit gewonnen. Dennoch konnte sie weniger wie irgend ein Theil der Heilkunde bei den Leistungen dieser Richtung stehen bleiben. Treten uns doch im Kindesalter die Krankheitsformen, die auf rein functionellen Störungen beruhen, wie viele Spasmen und

Dyspepsieen, so häufig und so lebensgefährlich entgegen, dass wir uns fast täglich vom Mangel jeder erheblichen anatomischen Veränderung überzeugen können. Zudem mahnt uns die Beschäftigung mit kranken und gesunden Kindern immer wieder daran, dass die durchgreifendsten Unterschiede des wachsenden und des erwachsenen Körpers weniger in den Structuren als in den Functionen hervortreten.

Diesem Verhältnisse entsprechend hat erst die mächtige Entwickelung der Physiologie, der pathologischen Physiologie, der experimentellen Pathologie in den jüngsten Jahren die volle Entfaltung des Umfanges und der Bedeutung der Kinderheilkunde ermöglicht, der Kinderheilkunde in dem Sinne, dass sie nicht allein umfasst, was mit den vergänglichen specifisch kindlichen Organen zusammenhängt, sondern das ganze Studium jeden Krankheitsverlaufes an dem noch im Wachsen begriffenen Körper.

Diese Auffassung, die sich mit Nothwendigkeit ergiebt aus der Erkenntniss der Verschiedenheit der Leistungen der Organe und der Grössen des Stoffwechsels, versetzt in der That die Kinderheilkunde in eine begünstigtere und berechtigtere Stellung, als sie je besessen hat.

Wie jede Berechtigung auch Verpflichtungen mit sich bringt, so wächst naturgemäss mit dieser hohen Auffassung der Bedeutung unseres Faches der Umfang und Inhalt der Anforderungen, die an unsere Arbeiten und Leistungen zu stellen sind.

Da ist es vor Allem die Physiologie des Kindesalters, deren wir bei unseren Aufgaben zu gedenken haben. Wir müssen Fragen an sie stellen, wir müssen an der Lösung der wichtigsten dieser Fragen selbstthätig mitarbeiten, wie dies seit lange die physikalische Diagnostik, insbesondere neuerdings die Ophthalmologie gethan hat. Man wird nicht weit irre gehen, wenn man die Höhe der wissenschaftlichen Entwickelung eines Zweiges der practischen Medicin abschätzt nach dem Maasse, in dem er sich an der Lösung physiologischer Fragen betheiligt hat. Da können wir denn mit Stolz und Freude so mancher experimenteller Arbeiten gedenken, die der Kinderheilkunde angehören, vorzüglich aus den letzten Jahren.

Das ist die hervorragende Leistung Einzelner. Jedem aber ist es Bedürfniss, all die zahlreichen Thatsachen über die chemischen Vorgänge und die physikalischen Leistungen des kindlichen Körpers, die in den physiologischen Schriften zerstreut liegen, in sich aufzunehmen, um sie für sein Wissen und Begreifen und sein Handeln am Krankenbette zu verwerthen. Die Schwierigkeit ist nicht gering, all' die Splitter und Steinchen zu einem Mosaikbilde zusammen zu tragen, das in fester beglaubigter Schrift die Normen unserer Auffassung und Arbeitsrichtung enthalten soll. Der Physiolog, der mit Liebe und unermüdlichem Eifer sich dieser Aufgabe unterzog, ist, glaube ich, unserer dankbaren Anerkennung sicher.

Von der eigentlichen Krankheitslehre liesse sich Vielerlei rühmen, doch es bleibe ferne, alle die literarischen Bearbeitungen und Spenden, die ihr gewidmet waren, zu preisen. Unter den Aufgaben scheint eine erwähnenswerth. Wir besitzen und erhalten jährlich eine grosse Zahl von Einzelbeobachtungen. Sie gleichen edlen Früchten, die dennoch nicht alle einzeln genossen, auch nicht alle gegen die zersetzenden Spaltpilze der Kritik conservirt und für eine ferne Zukunft aufbewahrt werden können. Wie in einem wein- und obstreichen Lande ein Theil des Ertrages seine individuelle Form verlieren und zusammenfliessen muss zu einem Extracte von allgemeinerer Bedeutung, so dachte ich, möchte Werth zu legen sein, auf die Gewinnung von allgemein pathologischen Gesichtspunkten aus der Einzelbeobachtung. Die Anbahnung einer allgemeinen Pathologie des Kindesalters möchte eine der beachtenswerthesten Aufgaben unserer Zeit und unseres Faches bilden.

Jede hervorragende Neuschöpfung in der Medicin muss auch die Kinderheilkunde berühren und bewegen. Unzweifelhaft gehört das Aufblühen der Hygieine zu den wahrhaft humanen und grossartigen Leistungen unserer Zeit. Neue grosse Anforderungen erwachsen wie dem Staate so dem Arzte; am tiefsten schneidet sie ein in das bürgerliche, wenn Sie wollen communale Leben. Die Kinderheilkunde hat stets neben den therapeutischen hygieinische Ziele verfolgt. Die Aufschriften unserer besten Jahrbücher und Journale geben dem Ausdruck, indem sie physische Erziehung als eines ihrer Ziele erwähnen. Dennoch treten die hygieinischen Anforderungen jetzt mächtiger, ernster, geordneter an die Kinderheilkunde heran. Die hygieinischen Fragen erweisen sich an dem weniger widerstandsfähigen, kindlichen Organismus viel folgenschwerer. Den Arzt als Berather der Gemeinde und Familie über diese Dinge belastet, wo sie das Schicksal der Unmündigen betreffen, ungleich grössere Verantwortung.

Die nächsten paar Beispiele mögen die Wichtigkeit dieses Gegenstandes zeigen. Was bedeutet die an sich so vollberechtigte Frage nach der Beschaffenheit der Nahrungs- und Genussmittel für Erwachsene, die jüngst die grossen Factoren unseres Staatslebens beschäftigt hat, im Vergleiche mit dem Einflusse der Nahrungsmittel auf das Leben des Säuglinges. Ein Fünftel der Kinder stirbt im ersten Lebensjahre, davon 40—70 Proc. an Erkrankungen der Verdauungsorgane. Es ist also eine unzureichende und zu milde Ausdrucksweise, wenn ich sage, unsere Nachkommenschaft wird bereits im ersten Jahre decimirt durch den Einfluss ungeeigneter Nahrungsmittel. Wer ein wahres, vollkommenes, allenthalben leicht zu beschaffendes Ersatzmittel der leider immer dürftiger fliessenden Quelle der Muttermilch fände, der würde Millionen von vorzeitigem Tode erretten.

Aber das Leben ist der Güter höchstes nicht. Die Hygieine des Kinderzimmers, des Spielplatzes, der Schule kämpft für die Erhaltung der geraden Glieder, der Schärfe der Sinnesorgane, für die Entwickelung der ganzen körperlichen und geistigen Kraft.

Für wie Manchen keimen die Ideale, die sein Leben leiten, sein Streben beherrschen werden, auf dem Spielplatze. Ob sie gesunde und beglückende sein werden, entscheidet sicher nicht Zufall, eher die Hygieine des Spielplatzes. Zu den wahren Problemen dieser Zeit möchte auch die Aufgabe gehören, wie die Schule den Schatz geistiger Errungenschaften, den unsere Vorfahren für uns erarbeitet und angehäuft haben, unserer Jugend möglichst vollständig überliefere, auf dass sie dereinst damit wuchere und ihn mehre — ohne den Geist stumpf und den Körper siech zu machen und ihre eigenen Leistungen zu erschweren. Ererbten Reichthum überliefert die Schule, für fortdauernde Erwerbsfähigkeit des Geistes kämpft die Hygieine des Kindesalters, kein Auseinandergehen, kein Collidiren der Interessen sollte da denkbar sein, beide arbeiten für die geistige Entwickelung des Menschengeschlechtes.

Unsere therapeutischen Wege und Ziele haben ihre Besonderheiten, indess die kleine Münze des täglichen therapeutischen Verkehres ist zu geläufig um besprochen zu werden. Die Frage in wie weit sie sich in ein festes Zahlenverhältniss bringen lasse zu den therapeutischen Werthen und Grössen, womit wir bei Erwachsenen rechnen, möchte noch mehr der Bearbeitung und Berechnung als der Besprechung bedürfen. Aber der Heilmittel im Grossen, der Heilanstalten ist hier zu gedenken. Für sie müssen wir wirken und streben, indem wir ihre Nothwendigkeit, ihre Gebrechen, ihre Vermehrungs- und Verbesserungsbedürftigkeit zur allgemeinen Anerkennung bringen. Wohl sind da und dort eine Anzahl aus Frömmigkeit oder Humanität gestifteter Kinder-Hospitäler. Aber während Hospitäler vordem vielfach entstanden als Denkmäler der Frömmigkeit, der Menschenliebe, der sühnenden Reue Einzelner, entsprechen sie heute einer nothwendigen Forderung unserer socialen Verhältnisse. Sie sind herangewachsen aus dem beschränkten Stadium der Einzelstiftung zu dem der vollberechtigten volkswirthschaftlichen Einrichtung. Indem die Kinderhospitäler fast sämmtlich grösseren Städten angehören, entbehrt die ländliche Bevölkerung fast völlig der Anstalten, die so manches kleine Geschöpf retten oder vor Verkrüppelung behüten können, die zudem armen um das tägliche Brod arbeitenden Eltern die Wohlthat erweisen, ihnen die schwere Pflicht der Krankenpflege abzunehmen. Die Zahl der Kinderhospitäler sollte schon um desswillen vermehrt werden, weil nur mit ihrer Hülfe die zwei grössten Fortschritte der Heilkunde auch an Unbemittelten zur vollen Entfaltung ihres Segens gebracht werden können, die antifebrile Behandlung der acuten inneren, die antiseptische der äusseren Krankheiten. Vorzüglich bedürfen unsere ländlichen Districte der Kinderhospitäler. Die grossen Städte aber bedürfen ausser ihren Kinderhospitälern noch der Heilstationen im Gebirge, an der See oder auf dem Lande. Während bei uns nur Anfänge solcher Sanatorien zu verzeichnen sind, so das Victoriastift in Kreuznach, sind unsere Nachbarvölker hierin viel weiter vorgegangen. —

Einem Zweige der Heilkunde, der so grosse, umfassende Aufgaben sich zu stellen hat, sollte es nicht schwer werden in dem Maasse seiner Leistungen, die Anerkennung seiner Ebenbürtigkeit zu ernten. Neben den Zeitschriften, die der Pädiatrik gewidmet sind, den besonderen Sectionen, die wir auf den Naturforscherversammlungen zu erlangen pflegen, eröffnet sich unserem wissenschaftlichem Ringen heute eine neue Aera. Wir treten ein dankbar denen, die sie uns eröffnet haben, überzeugt dass auf der Gesundheit unserer Kinder sich aufbaut das körperliche Wohl und die geistige Blüthe der nächsten Generation, gehoben von dem Bewusstsein mitzuarbeiten nach unseren schwachen Kräften an der Zukunft des Vaterlandes, an der fortschreitenden Entwickelung des Menschengeschlechtes.

Zuvor, ehe Herrn Collegen Zuelzer im Namen der Gesellschaft für Heilkunde das Wort ertheilt wird, erlauben Sie, dass ich Ihnen einige Mittheilungen mache.

An erster Stelle — verzeihen Sie, dass ich es nicht schon vor meinen einleitenden Worten gethan habe; ich habe den Brief eben erst erhalten, — habe ich die Ehre, ein Schreiben im Allerhöchsten Auftrage Ihrer Majestät der Kaiserin von dem Kabinets - Secretär Ihrer Majestät aus Baden - Baden vom 22. April cr. zu verlesen.

„Ihre Majestät die Kaiserin - Königin haben mit Interesse von der Tagesordnung der unter dem Vorsitz des Geheimraths Professor Dr. Gerhardt stattfindenden Sitzungen der pädiatrischen Section der Gesellschaft für Heilkunde Kenntniss genommen

und hegen die besten Wünsche für den Erfolg des gemeinnützigen Unternehmens.“

(Die Versammlung erhebt sich zum Ausdruck des Dankes.)

Sodann ist eine Zuschrift an die Section ergangen von Herrn Robert Springer in Berlin, unter gleichzeitiger Uebersendung einer bereits gedruckten Arbeit „Ueber das Kindersterben“. Ich werde mir erlauben, diese Arbeit bei dem zwölften Punkte unserer Verhandlungen, bei der Discussion über die Ernährung der Kinder wiederum zu produciren. Ich glaube, dass sie dort ihre passende Stelle finden wird. Sodann ist eingegangen ein Antrag von Herrn Dr. Kormann in Coburg, der wohl als 13. Punkt der Tagesordnung einzufügen sein dürfte und eine Arbeit von Herrn Dr. Rehn in Frankfurt a. M. zu der Frage von der acuten Rachitis. Herr Dr. Rehn hatte darüber einen Vortrag halten wollen und hat die grosse Freundlichkeit gehabt, die wesentlichen Fragen gedruckt einzusenden.

Die vom Büreau der Section vorgelegte Satzung wird ohne Discussion en bloc angenommen.

Der provisorische Vorstand der Section wird durch Acclamation definitiv gewählt und besteht demnach aus folgenden Herren:

Herr C. Gerhardt-Würzburg, Vorsitzender.
Herr F. Winckel-Dresden, Herr W. Löwe-Berlin } Stellvertreter des Vorsitzenden.
Herr Max Salomon-Berlin, Herr A. Baginsky-Berlin } Schriftführer.

Vorsitzender: Meine verehrten Herren Collegen! Ich danke Ihnen in meinem und im Namen meiner Herren Collegen für die Ehre, die Sie uns durch diese Wahl bewiesen, wir erklären unsererseits die Bereitwilligkeit, die Verhandlungen zu leiten und bitten um Ihre volle Nachsicht dabei.

Herr **Zuelzer**-Berlin:

Nach dem weiten Ueberblicke, den der Herr Vorsitzende über die Ziele der neuen Section gegeben hat, bedarf es nur weniger Worte, um die Instituirung der Section Seitens der Gesellschaft zu motiviren.

Diese Gründe sind ebensowohl practische wie wissenschaftliche.

Dem einzelnen Arzte wird es sehr schwer, den Fortschritten auf den einzelnen Gebieten unserer Wissenschaft in wünschenswerther Weise zu folgen. Ja, es ist schon schwierig, auch nur die Fortschritte in solchen Gebieten zu studiren, welche für die alltägliche Praxis vom grössten Werth sein müssen.

Dahin gehört unstreitig das Gebiet der Kinderkrankheiten, welches notorisch den weitaus grössten Theil unserer Beschäftigung bildet.

Man kann darüber discutiren, ob dieses Gebiet eine Specialität darstellt. Unleugbar aber ist, wie der Herr Vorsitzende hervorgehoben hat, dass die Untersuchungsmethoden, die Therapie, die Diät und Pflege in einer durchaus eigenthümlichen Weise sich darstellen. Es ist von grösster Wichtigkeit, die Erfahrungen hierüber in einer möglichst frischen Weise in weitere Kreise zu verbreiten. Und dazu, meine Herren, soll das lebende Wort dienen, welches von berufener Seite gesprochen, sicher viel anregender wirken kann und muss, als der todte Buchstabe.

Eine nicht geringere Bedeutung hat die enge Berührung der Fachmänner mit den Vertretern der übrigen Zweige unserer Wissenschaft für diese selbst. Es ist ein oft beklagter Uebelstand, dass die einzelnen Fächer der Medicin, je mehr sie sich vertiefen und erweitern, um so mehr am Zusammenhange einbüssen; — ja, zum Theil haben sie weniger Zusammenhang mit einander, wie die einzelnen beschreibenden Naturwissenschaften.

Es gilt also, ein Band zu schaffen, welches die Glieder einer Wissenschaft zusammenhält, oder wenigstens es zu verstärken.

Dazu zeigt, wie ich glaube die ätiologische Richtung, welche jetzt sich einen ebenbürtigen Rang unter den übrigen Disciplinen zu erobern beginnt, den Weg, und als derjenige Zweig, der aufs engste damit zusammenhängt, ja fast identisch damit ist, erscheint die Pädiatrie.

Vieles in dieser Wissenschaft ist in der Entwickelung zurückgeblieben, was nur durch die Ungunst der äusseren Verhältnisse erklärbar wird. An Beobachtungs-Material fehlt es freilich nicht. Nehmen wir irgend einen Todten- oder Krankheitsbericht zur Hand, überall fanden wir die Kinder mit den grössten Zahlen vertreten. Was aber fehlt, sind, wie in glänzender Weise der Herr Vorredner auseinandergesetzt hat, die Institute, wo wissenschaftliche Untersuchungen hierüber angestellt werden können, und zwar ebensowohl Kinderhospitäler wie hygienische Laboratorien.

Es bedarf wohl nach meinem Standpunkte keiner Auseinandersetzung, dass ich die wissenschaftliche Hygiene ganz wesentlich als allgemeine und specielle Aetiologie auffasse.

Aus dem Mangel an Vorarbeiten auf diesen Gebieten wird es erklärlich, dass die scheinbar einfachsten und nächstliegenden Dinge, z. B. die Diät, besonders die Ernährung des ersten Kindesalters, keine andere Begründung haben, als eine mehr oder weniger zweifelhafte Empirie. Dennoch gewährt wahrscheinlich gerade das Kind am leichtesten einen Einblick in diejenigen Processe, die wir mit dem bisher mehr chemisch als physiologisch verstandenen Namen des Stoffwechsels bezeichnen.

Gerade in den Untersuchungen hierüber aber liegt das wichtigste Moment für die Aetiologie. Denn was bis jetzt unter der Bezeichnung „individuelle Prädisposition“ verstanden wird, bedeutet wenig mehr als subjective Anschauung.

Warum das Kind leichter gewissen Affectionen unterliegt, als der Erwachsene, warum auf diesen manche Schädlichkeiten energischer wirken als auf das Kind, warum das mit Pflanzenkost genährte Individuum leichter erkrankt, oder nach dem technischen Ausdrucke dazu mehr disponirt ist, als das mit Fleischkost ernährte, — alle solchen und ähnliche Fragen sind bisher einfach ausserhalb der Discussion geblieben.

Dieser Mangel ist für die Entwickelung der gesammten Wissenschaft störend. Wir wissen zwar, dass jeder Trunk Wasser, der Lichtstrahl, der in unser Auge fällt, die Musik, die unseren Gehörnerv erregt, unseren Stoffwechsel nachweislich alterirt. Dennoch fehlt in allen Disciplinen selbst der Versuch, diese Kenntniss zu weiteren Fortschritten zu benutzen. Wir besitzen nur lückenhafte Untersuchungen über die Ausscheidungen des normalen Menschen; und nicht eine einzige über die einzelnen physiologischen Altersstufen oder über einen pathologischen Zustand, wobei auch nur auf alle anorganischen Exkrete Rücksicht genommen wäre.

So kam es, dass unsere Beobachtungen sich auf functionelle und anatomische Veränderungen beschränken konnten.

Die nothwendige Ergänzung zu dem Gesammtbilde der den Lebensprocess bildenden Vorgänge muss in der ätiologischen Forschung gesucht werden. Hierdurch erst wird ein Einblick in die stofflichen Veränderungen möglich, die das objectiv darstellbare Substrat jeder functionellen Aeusserung der vitalen Kräfte bilden.

Es ist wahrlich kein blosser Zufall, dass wir Herrn Winckel an diesem Tische begrüssen können. Denn gerade von diesem Gelehrten ist schon vor Jahren der erste Versuch gemacht, der, wie ich glaube ohne Nachahmung geblieben ist, die stofflichen Alterationen zu studiren, welche Gravidität, Entbindung und Wochenbett begleiten.

Wenn, wie Sie sich leicht überzeugen können, die systematische Bearbeitung der damals gefundenen Resultate die Perspective auf eine zahlenmässig ausdrückbare Diagnostik eröffnet, so gehört, glaube ich, nicht viel Phantasie dazu, anzunehmen, dass ähnliche Untersuchungen geeignet sind, ein neues Licht auch auf andere Fragen der Ernährung zu werfen. Keine aber liegt uns als Aerzten und als Naturbeobachtern näher, als diejenige des wachsenden Menschen. Hier können wir physiologisch den Effect der Diät und Pflege und pathologisch den Effect der mannigfachsten Schädlichkeiten in augenfälligster Weise studiren.

So fällt die Kinderheilkunde, wie es der Herr Vorsitzende

bezüglich anderer Richtungen gezeigt hat, genau zusammen mit der ganz modernen Wissenschaft der Hygiene, beides nothwendige Waffen in der Hand des Arztes.

Aus diesen Gründen hat unsere Gesellschaft geglaubt, zweckmässig zu handeln, wenn sie das Specialfach in ihren Kreis hineinzog.

Und so darf ich Sie, meine Herren, in unserem Kreise herzlich willkommen heissen, zu gemeinsamer Arbeit, und hoffentlich zu gemeinsamem Erfolg.

Herr **F. Winckel**-Dresden:

Ueber eine bisher nicht beschriebene endemisch aufgetretene Erkrankung Neugeborener.

Meine Herren! Wenn einmal in zukünftiger Zeit ein Geschichtsforscher die Aufgabe haben sollte, die nosologische Signatur unserer Zeit anzugeben, so würde er sie wohl bezeichnen als Aera der Epidemien und der Endemien; denn in welchem Jahrhundert wäre wohl eine so grosse Anzahl und wären so perniziöse Arten von Epidemien und Endemien in so kurzer Zeit zusammengedrängt vorgekommen, wie gerade in den letzten 3 Jahrzehnten, wo Cholera und Pest, wo Petechial-, Abdominal- und recurrenter Typhus, wo Meningitis cerebro-spinalis und Diphtheritis, wo Trichinose u. a. m., beträchtliche Lücken in die Menschheit gerissen haben, trotzdem die Aerzte, sowohl die Kliniker als die pathologischen Anatomen, zugleich mit den practischen Aerzten, die Vertreter der öffentlichen Gesundheitspflege jederzeit, einig gekämpft haben gegen diese Feinde der Menschheit und auf's Unermüdlichste ihren Ursachen nachgeforscht haben. Während nun theils durch die Anstrengungen der neueren pathologischen Anatomen, diese epidemischen Krankheiten, in aetiologischer Beziehung — ich möchte sagen — unter einen Hut zu bringen, die Augen der gebildeten Welt auf diese Bestrebungen gerichtet sind, theils durch die Bestrebungen der Staaten selbst in den äussersten Winkeln Europas die Nester dieser Epidemien aufzusuchen und zu zerstören, Bestrebungen, in denen das junge deutsche Reich ja so energisch vorangegangen ist, ich sage, während durch diese Bestrebungen das Interesse der Aerzte in höchstem Maasse in Anspruch genommen ist, und jeder die Beschäftigung mit derartigen Epidemien und Endemien als eine tägliche betrachtet, jeder mit Forschungen dieser Art mehr oder minder beschäftigt ist, wird es Ihnen gewiss bedenklich erscheinen, wenn ich nun heut mit der Behauptung vor Sie hintrete, dass ich in der Lage zu sein glaube, Sie mit einer bisher nicht beschriebenen Krankheit, die sofort endemisch auftrat, bekannt zu machen, Ihnen einen neuen Feind der Menschheit vorzustellen. Mancher von Ihnen wird diese Behauptung mit einem gewissen Kopfschütteln aufnehmen und die Besorgniss hegen, dass vielleicht nur vor dem pädiatrischen Congress ein altes Schauspiel mit neuen Decorationen in Scene gesetzt werden solle. Hoffentlich urtheilen Sie nicht so, wenn Sie meinen Vortrag gehört haben.

Die Berechtigung zu obiger Behauptung führe ich zunächst auf die Thatsache zurück, dass ich in zwei Dezennien mehr denn 8000 Neugeborene ein oder mehrere Wochen gepflegt und behandelt habe und noch niemals in diesen Dezennien auch nur entfernt ähnliche Beobachtungen gemacht habe. Da gleichwohl ein Irrthum leicht möglich für mich wäre, so berufe ich mich ferner auf die Aussage von Männern wie Medicinalrath Birch-Hirschfeld als pathologischen Anatomen, ebenso Geh.-Rath Wagner in Leipzig, ferner Prof. Weigert, die theils mit mir an den Leichen zusammen diese Affectionen studirt haben, theils durch mündliche Mittheilungen, Besprechungen der betreffenden Krankheitsfälle sich mit mir zu der Ueberzeugung bekennen, dass sie auch noch nie etwas Aehnliches gesehen haben. Ist es da nun nicht ein wunderbarer Zufall, dass, da die Endemie hauptsächlich Neugeborene befällt, gerade bei Eröffnung des pädiatrischen Congresses derartige Fälle mitgetheilt werden können. Ist es nicht ein glänzender Beweis für die Nothwendigkeit derartiger Congresse, für das alte: „divide et impera“ und „viribus unitis“, wenn somit diese Frage, in der alle die bisherigen Beurtheiler derselben irren können und in der Literatur allenfalls nicht bewandert sein, hier also direct und noch ganz frisch vor den Areopag gebracht wird, der mehr wie irgend ein anderer berufen sein kann, die Frage zur Entscheidung zu bringen, ob wirklich das alte Wort des Ben Akiba seine Richtigkeit behalten wird oder nicht? Wenn aber auch das blos als Vortheil aus dieser Besprechung hervorgehen würde, dass mühevolle und vielleicht fruchtlose Literaturstudien erspart würden, würde ich schon genug erreicht haben durch diesen Vortrag. Ich glaube aber, dass wir mehr erreichen können und dass eine Reihe der berufenen Vertreter der Pädiatrie sich dieser Frage annehmen und vielleicht nicht blos ähnliche, neue Beobachtungen beizubringen haben, sondern namentlich uns unterstützen können in der Bekämpfung dieses Leidens und in der Ermittelung der eigentlichen Ursachen desselben.

Doch nun zur Sache. Ich muss mich zunächst entschuldigen, meine Herren, dass ich der Tagesordnung untreu geworden bin. Als ich die Aufforderung erhielt einen Vortrag zu halten, nannte ich ein Thema, welches mich damals am meisten interessirte, weil wir gerade eine Epidemie von „Pemphigus afebrilis contagiosus neonatorum“ gehabt hatten, die sich über mehr als 100 Kinder erstreckte. Ich ahnte nicht, dass in wenigen Tagen eine vollständig neue Erkrankung mein Interesse absorbiren würde, so dass ich diesen Vortrag zunächst ganz verschieben musste, um auf die weit wichtigere Sache einzugehen und mir Ihren Rath und Ihre Meinung darüber einzuholen. Ich bitte zugleich, dass wenn der Vortrag einige Minuten über die mir eingeräumte Zeit dauern sollte, Sie da gütigst noch vorläufig Nachsicht gewähren. Ich werde Ihnen diesen Feind nicht blos theoretisch schildern, sondern in praxi demonstriren. Sie sollen sämmtliche Präparate sehen. Hoffentlich wird während meines Vortrages ein Assistent von mir ankommen, um direct die Präparate zu demonstriren und so auch einmal wieder zu beweisen, dass Congresse von Specialisten dazu da sind, nicht blos theoretische Vorträge zu halten, sondern sofort practische Demonstrationen in der angemessensten Weise damit zu verbinden.

Am 19. März d. J., meine Herren, erkrankte ein Kind am dritten Tage nach normaler Geburt plötzlich unter den Erscheinungen von Cyanose, von Benommensein, von Verfall der Kräfte, kühlen Extremitäten u. s. w. und ging in ganz kurzer Zeit in 24 Stunden zu Grunde. Wir fanden bei der Section Cerebralapoplexie; ich war aber doch frappirt durch den ausserordentlich raschen Verlauf. Ich dachte, es könnte wohl eine Schädlichkeit von Seiten der Mutter direct oder indirect ausgeübt worden sein. An dem Tage, an welchem dieses Kind erkrankte, wurde ein anderes geboren, welches 7 Tage völlig wohl war und dann mit einem Male ganz dieselben Krankheitssymptome zeigte, wie das erste Kind, welches in 24 Stunden gestorben war. Auch dieses Kind erlag ausserordentlich rasch. Die Erscheinungen dauerten kaum 36 Stunden, das Kind starb am 28. März. An dem Tage, an welchem es erkrankte, befand sich in demselben Zimmer ein anderes Kind, welches am Tage nach dem Tode dieses Kindes unter genau denselben Symptomen erkrankte.

Ich gebe Ihnen nun zunächst erst den Rahmen der ganzen Endemie und gehe dann auf die Symptome, demnächst auf den Leichenbefund und schliesslich auf die differentielle Diagnose und Aetiologie ein.

Am 30. März erkrankten 2 weitere Kinder, am 3. April erkrankten 3 Kinder, die alle 3 starben, am 5. April eins, welches starb, am 6. April 2, beide starben; am 8. April 5 Kinder, davon starben 4, am 9. April 4, davon starben 3 und am 10. April ein Kind, welches ebenfalls starb. Es wurden nun sofort bei den ersten Krankheitssymptomen die Mütter mit den Kindern in andere Etagen der Klinik verlegt und es trat hierauf eine Pause ein. Jene Pause dauerte vom 10.—20. April. Am 20. April erkrankte wieder ein Kind, welches starb. Die Krankengeschichte dieses Kindes als des ersten nach der grösseren Pause werde ich Ihnen nachher mittheilen. Am 21. erkrankten 2 Kinder, von denen vorgestern das letzte gestorben ist. Sie sehen also, dass von den 23 Kindern, die von der Endemie ergriffen wurden, 19 in ganz kurzer Zeit gestorben sind, nur ein einziges ist gesund entlassen, 2 sind noch mit Krankheitssymptomen entlassen und 1 wesentlich gebessert. Es ist also eine Mortalität von 82 Proc. Sie werden mir nun schon insofern Recht geben, dass das mörderische der Endemie, die Bösartigkeit derselben nichts zu wünschen übrig lässt. Die Durchschnittsdauer der Erkrankung betrug 32 Stunden. Der Tag der Erkrankung variirte. Am häufigsten brach dieselbe aus am 4. Tage, aber sie ist auch einmal am allerersten Tage schon ausgebrochen und hat nur gedauert bis zum Beginn des 2. Tages. Am 5. Tage brach sie 3 mal aus, am 6. Tage 4 mal, am 7. ebenfalls 4 mal und der späteste Anfang war einmal am 12. Tage. Die Kinder betreffend, so waren sie durchschnittlich ausgetragen; es sind blos darunter 2 Zwillingskinder, die nicht vollständig ausgetragen waren, die übrigen waren nicht blos alle gut entwickelt, sondern ein grosser Theil derselben war sogar auffällig schwer; z. B. ein Kind, welches am ersten Tage schon erkrankte, war 4280 Gr. schwer. Es war darunter bei den Geburten nur ein einziges Mal unter den 23 Fällen Kunsthülfe nöthig gewesen; zwölfmal war die Geburt absolut ohne jede Anomalie verlaufen und von den Wöchnerinnen machten 13 ein durchaus normales, fieberfreies Wochenbett durch und keine einzige Wöchnerin hatte überhaupt specifische Processe. Sie sind alle am 10., 11., 12. Tage entlassen worden. Sie werden daraus schon entnehmen, meine Herren, dass es sich um ganz aussergewöhnliche Dinge handeln muss. Was das Geschlecht betrifft, so waren es 9 Knaben und 14 Mädchen und das Durchschnittsgewicht 3310 Grm. Was die Mütter betrifft, so waren 8 Erstgebärende und die übrigen Mehrgebärende.

Endlich führe ich noch an, weil es ja zum allgemeinen Rahmen gehört, dass von diesen 23 Kindern nur 5, darunter die beiden Zwillinge, darunter ferner ein Kind, dessen Mutter Lues hatte, welches selbst aber bei seiner Section keine Lues zeigte, künstlich ernährt worden sind. Alle andern 18 Kinder sind von gesunden Müttern bis zum Moment ihrer Erkrankung an der Mutterbrust ernährt worden und ich will hier gleich hinzufügen: keine Mutter zeigte in Bezug auf die Milchsecretion etwas Abnormes.

Wenn ich mich nun zu den Symptomen wende, so will ich dieselben an dem Kinde schildern, welches am ersten Tage nach jener Pause erkrankte. Das Kind wurde vorigen Sonnabend geboren, war 4280 Grm. schwer, sehr kräftig, schrie sofort lebhaft, entleerte wie gewöhnlich einen grünen Stuhl und befand sich in der Nacht wohl. Die Mutter war 10 Tage, nachdem das letzte Kind erkrankt war, entbunden worden und hatte ein Mal in dem Saale, wo die übrigen Kinder erkrankt waren, als Schwangere gewacht. Ich sage dies in Parenthese, weil den Herren bekannt ist, dass Pockenübertragungen durch das Blut der Mutter auf das nicht geborene Kind vorkommen. Es ist in der Berliner Universitätsklinik vorgekommen, dass ein aus der Nähe des Johannistisches nach der Anstalt gekommenes Mädchen ein Kind gebar, welches einige Tage nach seiner Geburt an den Pocken erkrankte, und seine Wärterin ansteckte, während die Mutter gesund blieb. Also es wäre ganz gut denkbar, dass in analoger Weise diese Kinder angesteckt worden wären. Das in der Dresdener Entbindungsanstalt geborene Kind, welches ich vorhin erwähnt, bekam den folgenden Vormittag zuerst die Mutterbrust, versuchte zu trinken, trank auch etwas, aber nicht viel, der Mutter fällt bald darauf auf, dass das Kind wie benommen erscheint. Der betreffende Arzt findet auch, dass es schon etwas verfärbt aussieht und, als ich den nächsten Morgen das Kind sah, bot es nun das ganz charakteristische Krankheitsbild dar, welches in folgendem besteht: das Aussehen des Kindes ist zunächst ein ausgesprochen bläuliches, die Cyanose betrifft nicht blos die Lippen, die Wangen, die Ohren, sondern auch die Extremitäten, besonders die Füsse, sodann auch den Rumpf, besonders den Rücken. Das Kind ist zweifellos benommen, nur seine Conjunctivae zeigen eine Spur von icterischer Färbung ebenso in der Nähe der Nasenwurzel. Das Kind bringt zuweilen bei seufzender Respiration etwas Speichel aus dem Munde hervor. Ferner fällt dem Laien — und mich machte im Anfang die Oberhebeamme zuerst darauf aufmerksam — gleich die Beschaffenheit des Urins auf; der in die Windeln entleerte Urin sieht nämlich blass bräunlich aus, manchmal auch dunkelbräunlich und wird in verhältnissmässig kleinen Zwischenräumen von Zeit zu Zeit unter pressender Bewegung entleert. Es handelt sich um Hämoglobinurie und nicht um Gallenfarbstoffe. Ich habe eine Probe mit dem Catheter entleerten Urins entnommen von einem Kinde, dessen Leiche Sie nachher sehen werden. Dieser Urin enthält folgendes: Zunächst normale Blasenepithelien, dann sehr reichliche Nierenbeckenepithelien, dann massenhaft körnige Cylinder mit Blutkörperchen, ausserdem aber deutliche Micrococcen- und Detritusmassen, durch die wohl die trübe Farbe des Blutes verursacht war, harnsaures Ammoniak und eine kleine Quantität Eiweiss. Dabei hatte nun ferner das Kind starkes Drängen zum Stuhl und entleerte während der Untersuchung ein beträchtliches Quantum einer ockergelben consistenten durchaus normalen Fäcalmasse. Die im Rectum gemessene Temperatur zeigte 36,4, den Abend vorher hatte der Assistent gemessen und fand 37,3 im Rectum.

Meine Herren, es ist das gerade einer der wichtigsten Befunde und bisher mir und den Herren Collegen völlig unbekannt. Wir haben niemals bei allen jenen Todesfällen Fieber bemerkt, nur ein einziges Mal und zwar bei dem letzterkrankten Kinde ist die Temperatur im Rectum bis auf 38,1° C. gestiegen. Es sind alle Temperaturen im Rectum gemessen. Wir haben stets rasche Abnahme der Temperatur constatiren können. Die zweite auffallende Thatsache ist die Veränderung des Blutes selber. Wenn man, wie ich dies wiederholt gethan habe, an den Extremitäten und dem Rücken besonders cyanotische Stellen mit einem Scalpell einritzt, tritt gar kein Blut heraus. Erst bei stärkerem Drucke gelingt es allmälig eine syrupdicke fast schwarzbraune Flüssigkeit hervorzudrücken, die denn bei längerem Offensein dieser kleinen Wunde sich als dicke, wie es in dem neuesten Sectionsprotokolle heisst, schwarzbraune Syrup-ähnliche Flüssigkeit erkennen lässt. Die Untersuchung dieses Bluts ergab erstlich eine merkliche Vermehrung der farblosen Blutkörperchen, zweitens eine Menge von einzelnen kleinen Körnchen, von denen ein Theil meiner Auffassung nach wohl als Detritus von farbigen Blutkörperchen anzusehen war, aber drittens nach den Untersuchungen von Birch-Hirschfeld auch kleine Körperchen von molecularer Bewegung. Weitere Untersuchungen konnten natürlich noch nicht gemacht werden. Es wurde aber namentlich auch auf die Existenz von Spirillen im Blut geachtet, denn da im Dresdener Stadtkrankenhause eine grössere Anzahl von Kranken dieser Art jetzt vorhanden ist, so musste man auch daran denken, dass Recurrens vorläge, aber von allen Seiten ist das Vorkommen von Spirillen ganz bestimmt bestritten worden. Weiter finden wir den Leib bei dem Kinde durchaus weich, in keiner Beziehung aufgetrieben, nirgend schmerzhaft, so dass er sich ziemlich leicht eindrücken lässt und finden nur die Leber etwas aufgetrieben und etwas hervorgetreten, aber auch nicht erheblich schmerzhaft. Von Seiten der Brustorgane lässt sich nur constatiren, dass die Herztöne etwas dumpfer wie gewöhnlich waren, aber sie waren als Töne deutlich zu hören. Die Frequenz war ungefähr 136. Beim Fortschreiten des Krankheitsprocesses constatirten wir sehr bald das Auftreten von convulsivischen Erscheinungen, die darin bestanden, dass zunächst kurze klonische Contractionen der Extensoren der linken untern Extremität und dann der obern Extremitäten, dann aber und das war constant bei fast allen Kindern — sehr starkes Zucken und Zittern der Augenmuskeln mit Strabismus convergens und starke Rotationen des Bulbus nach innen und unten auftraten. Die Lidspalten waren dabei häufig ziemlich weit geöffnet und das Gelbe, was in sehr vielen Fällen sehr deutlich zu erkennen war, trat nachher mehr hervor. Es dauerte der Process dann nur noch wenige Stunden und das Kind erlag, indem stärkere allgemeine Convulsionen erfolgten.

Was ergab nun die Section? Die Befunde sind bei allen diesen Kindern nach allen Richtungen hin erhoben worden, sind von den verschiedensten Seiten controlirt worden und lassen sich — ich gebe Ihnen das Protokoll herum — kurz wie folgt zusammenfassen. Gehen wir von der Bauchhöhle aus und zwar vom Nabel, so war in der grössten Zahl der Fälle nicht die Spur von Affection der Nabelgefässe vorhanden.

Es war nur ein einziger Fall ganz im Anfang, wo eine Arteriitis neben dem ganzen Process sich fand. In allen übrigen Fällen — ich betone das — war nicht die Spur von Arteriitis oder Phlebitis vorhanden. Die Leber war im Grossen und Ganzen immer etwas aufgetrieben, dunkelbraun, zeigte auf den Durchschnitt hier und da gelbliche Streifen. Sie zeigte auch öfter ewas körnigen Zerfall, aber durchaus nicht immer. Es waren Fälle, in denen kaum eine körnige Trübung der Leber vorhanden war. Die Milz zeigte sich in allen Fällen verdickt, vergrössert, zuweilen bis zu 6 und 7 Ctm., ausserordentlich fest und zähe, so dass von Brüchigkeit derselben gar keine Rede sein konnte. Das Pancreas war ausserordentlich hyperämisch, beide Nieren zeigten charakteristische Veränderungen, die Corticalis war braun, in einzelnen Fällen zeigten sich schon dunklere Steifen, aber namentlich zeigte sich häufig in den Papillen der Nieren ein Hämoglobininfarct, also dunkelschwarze Streifen, die fast die ganzen Papillen in Anspruch nahmen, dabei eine geringe Hyperämie der Nieren, des Beckens, aber keine wesentliche Erweiterung, endlich leichte Lösbarkeit der Capsel. Von Seiten des Magens und der Därme waren wiederum sehr charakteristische ganz constante Befunde zu motiviren. Immer war der Magen sehr dilatirt, zuweilen fast ballonartig aufgetrieben, hie und da mit streifigen Ecchymosen der Schleimhaut. Dann begann unterhalb des Duodenums eine Reihe von Ecchymosen, die sich durch den ganzen Darm hindurch erstreckten und so dicht waren, dass sie zuweilen ringförmig die ganze Schleimhaut durchsetzten. Ferner zeigten sich die Peyer'schen Plaques geschwollen. Ganz charakteristisch aber auch in den Fällen, wo ich nur eine einzige Ecchymose in den ganzen Darm gefunden habe, waren die enormen Schwellungen der Mesenterialdrüsen. Von Seiten der Genitalien war nur starke Hyperämie der Serosa zu constatiren, von Seiten des Diaphragmas zeigten sich ebenso wie in der Pleura pulmonalis zahlreiche Ecchymosen, oft sehr dicht gedrängt mit kleinen und dann wieder grösseren Blutergüssen. Sie finden hier eine Abbildung der Lunge und des Herzens, um diese Blutergüsse zu zeigen. Solche Ecchymosen sind ja in den Leichen während der Geburt erstickter Kinder durchaus nichts Ungewöhnliches, sind ja alltäglich; allein hier handelt es sich um Kinder, die ganz lebensfrisch geboren wurden und welche erst Tage nachher solche enorme Erkrankungen zeigten. Die Ergüsse gingen zum Theil in das Gewebe hinein, dann namentlich auch in das Herzfleisch selber, das Herzfleisch war aber nicht verfettet. Auch das Lungengewebe war frei von irgend welchen metastatischen Heerden, namentlich frei von mykotischen Heerden und irgend welchen Anomalien. Die einzige Anomalie, die sich zeigte, war eine mässige Hyperämie in den Bronchien und der Kehlkopfschleimhaut. Es zeigten sich ferner in jenem Falle, von welchem ich das Sectionsprotokoll Ihnen mitgebracht habe, im Oesophagus an der Hinterwand des Pharynx zahlreiche Blutergüsse, die alle ziemlich tief in die Substanz hineingingen und den Oesophagus hinunter begleiteten. Ja es war in diesem Falle der Magen so mürbe, dass er beim Hinausnehmen fast zerriss. Die Mammae und die Thyreoidea waren alle dunkel braunroth, sahen deshalb auch cyanotisch aus. Das Gehirn zeigte in vielen Fällen erstens sehr bedeutendes Odem, zweitens Erweiterung aller Ventrikel, auch des vierten, drittens sehr stark Hyperämie in allen seinen Theilen, viertens hier und da einzelne kleine aber nur unbedeutende Extravasate. So fanden wir sie denn auch zwischen der Dura mater und dem Cranium, zwischen Knochen und dem Pericranium und in der Stirnhaut, aber da verhältnissmässig selten. An mehreren Stellen war ein vollständig ausgesprochener Icterus, z. B. an der Convexität der Dura mater, vorhanden; allein zweifellos war eine ganze Reihe von Fällen, in denen Icterus durchaus nicht die Hauptsache war, sondern nur spurweise angedeutet, während die Cyanose sehr selten in nicht ausgesprochener Weise vorhanden war, so dass jedes Mal die Cyanose mit das erste Symptom war und die erwähnte Blutveränderung.

Wenn ich nun zu der Frage komme, welche Erkrankungen hier nicht vorgelegen haben können, so kann ich mit Bestimmtheit behaupten, dass es sich also nicht gehandelt haben kann um Folgen der Geburt. Ich brauche das nach dem bisher Angeführten gar nicht weiter zu erwähnen. Ich kann zweitens mit Bestimmtheit versichern, dass es sich nicht handeln kann um sogenannte Puerperalinfection der Neugeborenen, namentlich nicht um Puerperalinfection vom Nabelring aus. Ich kann ferner mit Bestimmtheit hinzufügen, dass es sich nicht handeln kann um Vergiftung mit irgend welchen Medicamenten, denn keines dieser Kinder hat bis auf das einzige, welches gebessert entlassen ist, etwas Anderes bekommen, wie einen halben Tropfen Tinctura Opii, um die Reflexerregbarkeit herabzusetzen und die grosse Empfindlichkeit zu verringern. Die übrigen Kinder haben namentlich nicht die Spur von Morphium, Opium oder Phosphorsäure bekommen und ganz besonders will ich betonen, dass auch nicht im Entferntesten die Möglichkeit vorliegt, dass Kali chloricum auf irgend eine Weise durch Versehen den Kindern habe beigebracht werden können. Ich erwähne dies besonders, weil die pathologischen Anatomen sagen, es giebt nur einen Befund, der hiermit zu vergleichen ist, und das ist der Befund bei Vergiftungen mit bedeutenden Quantitäten Kali chloricum, und einer, der analog ist — das sagte mir Herr Professor Ponfick nämlich — nach Transfusion mit Menschenblut, wodurch eine rapide Zerstörung von farbigen Blutkörperchen bewirkt wird. Er hat diese Publicationen vor einigen Jahren in der Berliner klinischen Wochenschrift ausführlich gegeben. Also um solche Vergiftungen, meine Herren, kann es sich ganz positiv nicht handeln. Es kann sich ferner nicht handeln um Recurrens.

Wenn Sie mich dann aber fragen nach den Forschungen, die wir in unserer Anstalt gemacht haben, um der Aetiologie dieses Processes nahe zu kommen, so muss ich wieder mit negativen Resultaten aufwarten. Ich kann also mit Bestimmtheit sagen, dass die Erkrankung nicht von der Nahrung herrühren kann. Erstlich, das Kind, welches am intensivsten schon am ersten Tage seines Lebens erkrankte, hat überhaupt nichts weiter von flüssiger oder anderer Nahrung bekommen, als vielleicht ein paar Tropfen Milch, die es aus seiner Mutterbrust entnahm. Zweitens, die fünf Kinder, welche künstlich ernährt sind, bilden nur den 4. Theil der gestorbenen und alle andern Kinder sind von den eignen Müttern ernährt. Drittens, die Mütter waren gesund. Aber auch deswegen kann es sich nicht um die Nahrung handeln, weil bis zu dem Tage der Erkrankung die Mehrzahl der Kinder gut gediehen ist, während von dem Moment der Erkrankung an, der Verfall ein so rapider war, dass von Nahrungs- oder Medicamentenzufuhr kaum noch die Rede sein konnte. So ist in der Mehrzahl der Fälle der Tod erfolgt binnen 32 Stunden. Wir haben daher, da sehr häufig der Anfall der Erkrankung auf den Abend fiel und in die Nachtzeit, und am folgenden Morgen die Kinder schon sehr collabirt waren, fast in der Hälfte der Fälle nicht Zeit gehabt, noch therapeutisch einzugreifen. Ich musste aber daran denken, ob nicht mit dem Bade diese Erkrankung zusammenhängen könnte. Wir hatten einige Zeit vorher jene Pemphigus-Endemie gehabt, und es war längere Zeit, weil ich die Ueberzeugung hatte, dass die Wärterinnen durch das Bad die Uebertragung bewirkt haben könnten, das Baden ausgesetzt worden. Eines Tages fragte die Oberhebamme, ob die Kinder nicht wieder gebadet werden dürften. Ich erkundigte mich nun, wie lange kein Pemphigusfall vorgekommen war und gab endlich zu, dass gebadet werden durfte. Eine der ersten Mütter, welche ihr Kind nach dem Bade zurückbekam, sagte mir, das Kind sei erst krank geworden seit dem Bade. Als ich indess genauer examinirte, stellte sich heraus, dass es schon vorher krank war, dass es in der Nacht schon gestöhnt hatte; aber seit der ersten Erkrankung liess ich sofort das Bad wieder ganz aussetzen und alle Kinder, namentlich aber das, welches 10 Tage nach dem 10. April erst erkrankt ist, sind nicht ein einziges Mal gebadet worden, auch nicht unmittelbar nach der Geburt. Damit ist denn auch der Beweis geliefert, dass es sich nicht um eine bedeutende Temperatureinwirkung handeln kann, denn, meine Herren, die pathologischen Anatomen sagen: es giebt noch eine Möglichkeit, das sind starke Verbrennungen, die liefern auch starke Hämoglobuminurien. Keins der Kinder ist in eine abnorme Temperatur hineingebracht wurden, jedes ist in gewöhnlicher Weise eingehüllt worden und in eigenen Betten untergebracht, in denen auch seit Monaten ausser jenem Pemphigus nicht die Spur von Endemien vorgekommen ist. Von der Kleidung hätte ich nur zu berücksichtigen die Möglichkeit der Carboleinwirkung auf die Athmungsorgane. Wir haben seit längerer Zeit schon die Kinderbetten so eingerichtet, dass die Kinder innerhalb ihrer Federbettchen in Windeln gehüllt werden und eine zusammengelegte Unterlage unter den Steiss gelegt wird. Diese Unterlage wird schon seit einigen Monaten dadurch desinficirt, dass sie mit gewöhnlichem Seifenwasser ausgewaschen wird und dann wie alle Unterlagen der Wöchnerinnen in 5 procentiger Carbolsäure gewässert, nun aufgehängt und getrocknet wird und so also gründlich desinficirt, nach einer Reihe von Tagen den Kindern untergelegt wird. Ich glaube, Sie werden mit mir der Ansicht sein, zumal wenn Sie diese Unterlagen noch durch den Geruchssinn prüfen, dass, nachdem sie Tagelang vorher damit gewaschen worden und nachher ausgetrocknet sind, das Quantum von Flüssigkeit, welches eingewirkt hat durch die Respirationsorgane des Kindes, viel zu minimal ist, um solch eine Blutzerstörung zu bewirken. So stehe ich also vor einem Räthsel, ebenso wie bei Beginn unserer Forschung. Ich möchte nicht sagen, welches der Grund ist, auch nicht von welchem Punkte aus die Schädlichkeit in den Organismus eingedrungen ist, das aber kann ich sagen, dass die Schädlichkeit ungeheuer intensiv sein muss, dass sie direct in das Blut eindringen muss, und dass sie vielleicht von den Verdaungswerkzeugen eindrang, weil hier die intensivsten Veränderungen waren. Im Uebrigen gruppiren diese sämmtlichen Veränderungen sich lediglich und einfach um die Veränderungen des Blutes herum. Wir fanden ferner, dass in dem Blute und in den Nieren und in den Darm, namentlich dem Dünndarm, grosse Mengen von Zoogloeahaufen, häufig Mikrococcen, Kugelbakterien zu constatiren waren. Wie die nun bei Kindern, die also Nichts wie wenige Züge an der Mutterbrust bekommen haben, hineingekommen sind, da absolut keine sonstigen Wunden vorlagen, da ihre Mütter vollständig gesund gewesen sind, da die Wöchnerinnen-Zimmer immer gewöhnlich vor ihrer Belegung gründlich gereinigt und Tag und Nacht gelüftet und immer nur nach 8 Tagen wieder belegt werden, das weiss ich nicht.

Man muss aber jedem Kinde einen Namen geben und so sehe ich mich gezwungen, zunächst auch, bis die pathologischen Anatomen uns vielleicht grössere Klarheit hierüber verschafft haben, die Krankheit nach den wichtigsten Symptomen wie folgt zu bezeichnen als: Cyanosis afebrilis, weil niemals Fieber dabei gefunden worden ist und als Cyanosis, weil immer Cyanose da war, icterica perniciosa cum haemoglobinuria. Ich habe darin die wichtigsten Anhaltspunkte für die Diagnose angegeben und zugleich das Bild, welches die Krankheit charakterisirt. Ich will mir nun noch erlauben Ihnen die Präparate, die ich mitgebracht habe, zu zeigen und inzwischen Herrn Dr. Mayburg bitten, die Kinderleiche einmal umherzugeben, damit die Herren sich dieselbe ansehen und ich werde dann diese einzelnen Präparate herumschicken.

(Demonstration der afficirten Organe.)

Discussion.

Herr Nathanson-Berlin erwähnt die Möglichkeit einer Vergiftung durch Schwefelwasserstoffgas von den Cloaken aus und fragt an, ob gleichzeitig mit der Epidemie im Gebärhause nicht auch analoge Fälle in der Stadt vorgekommen seien.

Herr Winckel-Dresden. Was zunächst die Möglichkeit der Einwirkung von Schwefelwasserstoffgasen betrifft, so ist dieselbe absolut zu verneinen. Wer einmal in Dresden in der Entbindungsanstalt gewesen ist und mit den hygienischen Verhältnissen derselben vertraut ist, weiss, dass die Abtrittsräume gar nicht in dem Mittelgebäude liegen, sondern in dem Nebenflügel, vollständig getrennt durch den weiten, fortdauernd Tag und Nacht gelüfteten Corridor und von diesem wiederum noch durch doppelte Thüren. Zweitens sind unsere Abtritte, da wir ein grosses Aspirationssystem haben, vollständig isolirt.

Drittens haben wir das Tonnensystem, mit Trennung von Koth und Urin und wenn Sie unten in die Räume selbst hinabgeführt werden, werden Sie kaum einen starken Kothgeruch spüren, aber nichts von Schwefelwasserstoff. Also das ist rein unmöglich und wenn Sie in unserm Wochenbettzimmer kommen, werden Sie nicht einmal den Wochenbettgeruch, geschweige denn Schwefelwasserstoff merken und das wäre doch zuerst nöthig, dass man wenigstens üblen Geruch im Zimmer merkt; aber Sie merken nichts, weil bei uns jeder Raum immer 8 Tage unbelegt ist und ausserdem jede Wöchnerin 60—70 Cbm. Luft für sich hat.

Nummer 2 ist die Frage, ob in der Stadt ähnliche Erkrankungen vorgekommen sind. Also da könnte ich nur nach 2 Richtungen Erkundigungen eingezogen haben; die eine betrifft den pathologischen Anatomen; von dem sagte ich, dass er eben so wenig wie ich Aehnliches gesehen hat — und zweitens von den öffentlichen Rapporten des städtischen statistischen Bureaus. Auch da ist Nichts derartiges vorgekommen. Drittens könnte ich aus meiner eigenen Praxis etwas Aehnliches beobachtet haben und ich erwähne hiebei in Parenthese, dass meine Kinder sich im Hause befinden, denn ich habe meine Dienstwohnung darin, aber auch hier ist nichts derartiges vorgekommen. Es sind viele Kinder im Hause von 6—12 Jahren und zwei ältere zwischen 12 und 13 Jahren, so dass die Zwischenstufen auch nicht fasten.

Die dritte Frage bezog sich darauf, ob sonst Endemien vorgekommen wären. Dazu bemerke ich erstlich: Unser Gesundheitszustand ist ein so guter, dass in $6^1/_2$ Jahren, seitdem ich die Gebäranstalt dirigire, alle Fälle inclusive die Mortalität beträgt nur $1^1/_2$ Proc. und dass im vergangenen Jahre nur 10 Todesfälle von 1050 Wöchnerinnen vorkamen. Wir haben, so lange ich in dem Hause war, noch niemals eine Endemie von Morbus maculosus, aber wohl einzelne Fälle bei neugeborenen Kindern beobachtet. Dieser Erkrankungszustand unterscheidet sich namentlich von der acuten Fettdegeneration der Neugeborenen (Buhl) dadurch, dass in keinem einzigen

Falle Blutungen aus dem Nabel vorgekommen sind. Der Nabel ist immer glatt abgefallen, nur ein paar Mal war ganz unbedeutender Schorf. Ich habe also die 3 Fragen alle bestimmt mit „Nein“ zu beantworten.

Die Herren Lender-Berlin und Hennig-Leipzig betonen die Aehnlichkeit der Sectionsresultate mit denen bei typhoiden Erkrankungen und letzterer fragt an, ob im Dresdener Gebärhause noch jetzt die Oefen in den Zimmern der Wöchnerinnen von innen gefüllt werden.

Herr Winckel-Dresden. Ja es sind Oefen, die einen Mantel haben und dieser Mantel wird durch Luftzufuhr vom Innern des Hofes gespeist, so dass die Luft, die zwischen Mantel und Ofen sich befindet, erhitzt wird und nun oben in das Zimmer eintritt und durch der Grösse der Zimmer entsprechende Quereinschnitte an den Wänden die Luft aspirirt. Seit 1872 habe ich diese Aspirationsmethode ausser Cours gesetzt und zwar aus dem Grunde: erstens weil ich im Stande war, bei den zahlreichen Räumen der Anstalt Wöchnerinnen und Kinder so weit auseinander zu legen, dass Jeder einen enormen Raum für sich hatte; zweitens die nöthige Quantität Wärme einzulassen; drittens in wenigen Minuten die Ventilation auf anderm natürlichen Wege zu ermöglichen. Nämlich das Fenster des Ganges wird geöffnet, ich brauche nun blos die kleinen Fenster in den Thüren der Wochenbettzimmer aufzumachen, so findet die beste Ventilation statt, ohne dass das Fenster im Wöchnerinnenzimmer aufgemacht zu werden braucht.

Herr Hennig-Leipzig. Also die Möglichkeit von geruchlosem Kohlendunst ist jetzt ausgeschlossen?

Herr Winckel-Dresden. Wir haben in den Parterrelokalitäten einen Ofen gehabt, den ich vor Kurzem habe umsetzen lassen, weil ein gewisser Theergeruch sich geltend machte. Ich erwähne aber, dass in dieser Endemie die Zimmer bereits nicht mehr geheizt wurden, dass also auch die Möglichkeit, dass von da aus ein schädliches Gas sich entwickelt hat, nicht vorliegt.

Herr Flesch-Frankfurt a. M. hält die Krankheit nach allen Erscheinungen für eine Vergiftung; die Uebertragung des Giftes müsse durch die Personen geschehen sein, die die Kinder umgaben — sie also seien zu entfernen.

Herr Winckel-Dresden. Ein Kliniker, der seit 2 Jahrzehnten immer in diesen Fragen steht, der jährlich 1000 Entbindungen zu besorgen hat, muss doch wohl mit specifischen Infectionsprocessen vertraut sein. Ich speciell habe von Sachsen die Häufigkeit der Uebertragung in Privatkreisen bewiesen. Wenn ich aber sage, es ist nicht ein einziger specifischer Process bei diesen Wöchnerinnen gewesen — nur die Zwillingsmutter hat etwas Schmerzen gehabt, die durch kalte Umschläge beseitigt worden sind, — wenn ich erkläre, dass keine jener Wöchnerinnen im Hause gestorben ist — wir haben seit dem 1. Januar 3 Todesfälle gehabt — wenn ich ferner hinzusetze, dass wir 42 Lehrtöchter haben und ungefähr 12 Aerzte, und dass durchaus kein Zusammenhang da ist, wie soll es denn kommen, dass nach 11 Tagen, wo völlig andere Personen Dienst thun, auf einmal wieder in dem desinficirten Raum ein Fall der Art vorkommt. Die Aerzte haben wenigstens 3 mal gewechselt, die Frauen, die die Nachtwachen haben, wechseln alle Tage, jede hat einen Tag Ruhe und zwei Tage Wache. Sie kommen mit den Kindern, wenn diese nicht gebadet werden, nur dann in Berührung, wenn sie sie einmal aus dem Bettchen herausnehmen und der Mutter geben oder dann abwischen, wenn sie sich nass gemacht haben. Ich habe schon oft Hebeammen und Aerzte in meinem Institut sofort von allen Untersuchungen excludirt, wenn ich aber keiner einzigen Persönlichkeit etwas nachsagen kann, was soll ich anfangen? die 40 Lehrtöchter und die 12 Aerzte hinausschicken; dann bekomme ich neue Leute, die haben auch mit den Kranken zu thun und nach kurzer Zeit würden sie wieder inficirt worden sein. Ich bin auch in der Lage einzelne Kranke nach dem städtischen Krankenhause verlegen zu lassen. Ich frage Sie aber: hat der Arzt das Recht Kranke, von denen er annehmen muss, dass sie intensiv infectiös seien, zu verlegen? Ich meine wenn er ein Krankenhaus hat, in welchem er sie isoliren kann, leistet er der Sache einen viel grösseren Dienst, wenn er die Kranken da behält, als wenn er sie von sich wegschafft.

Herr Blaschko-Berlin fragt, ob nicht ein Zusammenhang der früheren Pemphigusepidemie mit der jetzigen Krankheit bestehen könne.

Herr Winckel-Dresden. Man kann die Krankheit ja mit Pemphigus deshalb nicht verwechseln, weil niemals Blasenbildungen, auch niemals Hämorrhagien der Haut zu sehen waren und was den Zwischenraum betrifft, erwähnte ich im Vortrage, dass die Oberhebeamme mich gefragt hat, während wir Wochen lang keinen Pemphigus gehabt hatten, ob nicht wieder gebadet werden sollte und dass ich mich erst erkundigt, seit wann das letzte kranke Kind aus der Anstalt heraus war. Ich kann versichern, dass mindestens Wochen dazwischen liegen, wo überhaupt kein Kind an Pemphigus erkrankt war, ehe das Baden wieder gestattet wurde und nachdem ein paar Tage gebadet worden war, kamen diese Erkrankungen, von denen ich zunächst den Eindruck hatte, es wäre ein Versehen gewesen, vor. Ich habe in der Anstalt sämmtliche Aerzte, sämmtliche Lehrtöchter konfrontirt und die haben attestirt: es ist jedes Bad bei den Kindern mit dem Thermometer gemessen worden, also kann auch nicht eine zu hohe Temperatur eingewirkt haben. Ich habe also durchaus keinen Grund anzunehmen, dass zwischen dieser Erkrankung und jener Pemphigusendemie irgend ein kausaler Zusammenhang liegt.

Vorsitzender Herr Gerhardt. Meine Herren, ich begreife einer solchen exorbitanten Neuheit gegenüber, wie wir sie da erfahren haben, ist es wünschenswerth, dass man sich möglichst allseitig ausspreche. Es ist sehr bezeichnend, dass wir zu dem, was uns angeführt worden ist, wenig hinzufügen können. Ich möchte zunächst constatiren aus den Debatten, dass diese auffallende neue Erkrankung allgemein als Intoxication angesehen wird, ähnlich etwa der, wie sie dem Schwefelwasserstoff folgt und ohne die verschiedenen ätiologischen Momente, die so sorgfältig uns aufgeschlossen worden sind, wäre auch mir der Gedanke an eine Carbolintoxication der nächstliegende gewesen. Doch auch die wird ja gründlich ausgeschlossen und wir wissen darüber vorläufig nichts. Es ist eben eine völlig neue Krankheit. Ich persönlich darf mir vielleicht die eine Bemerkung erlauben, dass nach den neuen Untersuchungen von Poncet allenthalben, sowie Blutkörperchen untergehen in dem Blute, ein Farbstoff entsteht, der unterschieden ist von dem Bilifulvin, der als Urobilin bezeichnet wird oder als Hydrobilirubin; dieser Farbstoff dürfte vielleicht aus einer Reaction mit Chlorzink und Ammoniak erkennbar werden, es entsteht durch diese Reagentien, wie von Jaffe jüngst gezeigt worden ist, der eigentlich diesen Farbstoff zuerst entdeckt hat, eine eigenthümliche Fluorescenz. Dieser Farbstoff dürfte sich finden. Ich glaube der Anblick eines solchen Kindes ist bezeichnend dafür. Nämlich der gewöhnliche Icterus hat eine mehr zitronengelbe Farbe und dieser mehr eine bräunliche, ins broncefarbene gehende Färbung, die man sofort an dem Präparat erkennt. Es ist neuerdings constatirt worden von College v. Bergmann, dass sogar schon 20 Gr. Blut sofort das Erscheinen dieses Urobilins zur Folge habe, 20 Gr. Menschenblut am Lebenden unter die Haut injicirt. Nun also ich glaube diese Art von Icterus dürfte in die Kategorie des hämatogenen gehören, des Ictére haemophëique von Gubler, der, sobald das Blut sich ausserhalb der Gefässe zersetzt, erscheint. Schliesslich erlaube ich mir dem verehrten Herrn Collegen, der diese ganze Sache hier zur Sprache gebracht hat, in einem Punkte entgegenzutreten. Alles, was er von der Krankheit so vortrefflich geschildert und so genau beschrieben hat, wird ganz gewiss monumental bleiben und wir können ihm ja Glück wünschen, dass er zu denen gehört, die durch die Selbständigkeit des Forschens in die glückliche Lage gekommen sind, eine neue Krankheit der Menschen zu zeigen. Alles das wird bleiben, was er uns über das Bild der Krankheit gesagt hat, ob ihr Name bleiben wird, der mir wenigstens nicht ganz geläufig ist, möchte ich einstweilen bezweifeln und ich vermuthe wohl, dass man in Zukunft diese Krankheit als „Winckel'sche Krankheit" bezeichnen wird. (Bravo!)

Herr **Carl Hennig**-Leipzig:

Ueber Meningitis cerebro-spinalis epidemica.

Hochgeehrte Herren! Ich wollte Ihnen heute von einer Krankheit sprechen, die zu den selteneren gehört, von der Meningitis cerebro-spinalis, deren Beschreibung nicht viel älter als 40 Jahre ist. Diese Krankheit ist Ihnen ja durch die Schilderungen in der Pathologie bekannt. Ich werde Ihnen also heute nur einige Punkte aus derselben hervorheben, welche ein neues Licht über dieselbe verbreiten oder ihre dunklen Stellen noch schwärzer hervortreten lassen. In Leipzig hat die erste Epidemie sich gezeigt vor 15 Jahren. Sie ist beschrieben worden von Wunderlich in seinem Archiv, in 2 aufeinander folgenden Bänden V und VI in den Jahren 1865 und 1866. Er hat in der ersten Reihe nur erwachsene Kranke geschildert, hauptsächlich aus seinem Spital; erst in der zweiten Reihe hat er von einem einzigen Kinde die Section mitgetheilt und hat erwähnt, dass in der Stadt von ein paar Aerzten noch etwa 3 andere Fälle seien gekennzeichnet worden. Ich kann daher annehmen, dass der erste Fall, den ich gesehen habe, bei Kindern zu den ersten Erkrankungen an dieser Seuche in Leipzig überhaupt gehört. Dieser Fall ist ausserdem dadurch wichtig, dass er bei Kindern der einzige ist, wo diese Krankheit einen Rückfall gehabt hat und zwar nach Jahresfrist. Es ist in der Literatur überhaupt nur einmal vorgekommen, dass diese Krankheit nach Jahresfrist zum zweiten Male Jemand befiel und zwar ist es gemeldet von Companyo im Jahre 1847 von einem Erwachsenen. Diese beiden Fälle, der Companyo'sche und der meinige haben das gemein, dass die Betreffenden beim zweiten Anfall gestorben sind. Die Leipziger Epidemie unterscheidet sich auch, was den epidemischen Charakter betrifft, dadurch von allen anderen, dass sie auf diesem Terrain eine sehr charakteristische Prognose damals gab und jetzt wieder giebt. Sie ist nämlich seit $1^1/_2$ Jahren wieder in und um Leipzig, dazwischen sind nur vereinzelte Fälle constatirt worden. Unter den 10 Fällen, die ich gesehen habe, ist nur ein einziger, der vorher gemeldete, auf ein Jahr lang genesen, dann aber gestorben, der zweite in der Privatpraxis und zwar in der Familie eines mir befreundeten Collegen ist in der Besserung begriffen, aber bei weitem noch nicht sicher als für die Genesung vorbereitet anzusehen; es kann noch wieder schlecht gehen oder, wie es bei Andern beobachtet worden ist, eine schwere Nachkrankheit zurückbleiben.

Die Krankheit zeigte sich bei uns bei den Kindern in der schlimmsten Form. Wunderlich hat 3 Formen aufgestellt, eine sehr acute, blitzähnlich befallende, eine mittelschwere und eine leichte. Die leichte Form habe ich nicht gesehen, es waren nur Fälle der schwersten und mittelschweren Art, und wie ich vorhin andeutete, ist die schwerste Form die vorwiegende gewesen. Es ist das Alter nicht ohne Interesse. Es waren hauptsächlich Kinder unter der ersten Zahnung oder im Begriff das erste Mal zu zahnen, und dann sind es wieder solche jenseits der zweiten Zahnung, also von 7 bis 10, 12, 13 Jahren. Während Wunderlich fast ausnahmslos das männliche Geschlecht bei den Erkrankten sah, so sind bei den Kindern beide Geschlechter ziemlich gleich vertreten, wie auch in der schönen Arbeit von Emminghaus über diesen Gegenstand notirt worden ist. Die Krankheit beginnt entweder mit einem 2—3tägigen Vorläufer, oder sie hat nur wenige Stunden Vorläufer, und diese bestehen hauptsächlich in gastrischen Symptomen, zuweilen angeregt durch einen groben Diätfehler, z. B. durch den Genuss der bei uns vie gereichten schweren Kuchensorten. In einem Falle — und das war ein 13jähriges Kind, ist Parotitis vorausgegangen, und nach 3tägigem Bestehen dieser Parotitis ist die Meningitis mit einem Male ausgebrochen. Nach den Vorläufern kommt also Kopfweh, Rückenschmerz, Nackensteifigkeit, Erbrechen. Das Erbrechen wird ja anfangs von den Aerzten bisweilen auf Diätfehler geschoben. Es kommt auch Brechdurchfall als Vorläufer namentlich bei ganz kleinen Kindern vor, dann aber kennzeichnet sich die Krankheit sehr bald als vorzugsweise entzündliche. Hin und wieder tritt Pneumonie hinzu; sie ist aber nicht die Todesursache. Nierenaffectionen haben wir nicht beobachtet. Die schwersten Symptome dauern 2 bis 3 Tage, dann ist entweder ein Abfall oder nach kurzer Remission kommt eine neue Steigerung. Der Puls verhält sich eigenthümlich. Er ist in den schweren Affectionen, in den schlimmsten Fällen nicht beschleunigt oder sogar verlangsamt. Nach einer Remission kommt es vor, dass er sehr frequent wird, das Athmen auch sehr frequent wird, aber nie demgemäss die Temperatur sich ändert. Die Temperatur ist in den ersten Tagen ziemlich hoch, aber von keinem besonderen Typus. Später sinkt sie, kann sich aber kurz vor dem Tode sehr steigern; namentlich in Fällen, die tetanisch enden, wird eine tetanisch hohe Temperatur beobachtet. Eigenthümlich ist das Verhalten der Sinnesorgane. Das Gehör war bei uns wenig beeinträchtigt, nicht so stark wie in Typhus; die Augen leiden entweder in der Form des Strabismus oder der Amblyopie, gewöhnlich des Strabismus divergens; auch kommt Phthisis bulbi vor, und wenn die Kinder davon kommen, behalten sie bisweilen längere Zeit Sinnesstörungen, noch häufiger Verstimmungen oder Gemüthsstörungen leichter Art. In einem Falle, welcher tödtlich verlief, trat vor dem Tode Manie ein; das war ein Mädchen von 12 Jahren. Die Behandlung dieser Krankheit hat uns wenig Erfreuliches geboten. Während Wunderlich bei Erwachsenen mit localen Blutentziehungen ganz leidlich wegkam und sie als nicht schädlich, vielleicht als nützlich dargestellt hat, so ist in der Kinderpraxis bei gut gestellter Indication von rechtzeitig unternommenen localen Blutentziehungen selten ein Nutzen, manchmal vielleicht ein Schaden gesehen worden. Aber auch selbst die blosse Behandlung durch Abkühlung, z. B. Eis hat wenig Früchte aufzuweisen. Es sind Specifica gebraucht worden zur Beruhigung des Nervensystems; das hat einzelne Male Erleichterung geschafft. In einem schweren Fall damals vor 15 Jahren habe ich Atropin angewendet, subcutan $^1/_{40}$ Gramm den Tag dreimal, mit einiger Erleichterung; in einem neueren Falle habe ich Curare subcutan angewendet, auch mit Erleichterung, aber beide Kinder sind gestorben.

Ich komme jetzt auf die Diagnose dieser Krankheit. Sie wird von den practischen Aerzten jetzt häufiger erkannt als früher; es war früher sehr schwer das Krankheitsbild einem Arzte beizubringen, welcher die Krankheit noch nicht gesehen hatte; sie war noch unbekannt, und die Anfänge der Krankheit sind manchen Typhen sehr ähnlich, fast damit identisch. Ausserdem fehlt die Gelegenheit, den jungen Aerzten solche Fälle vorzuführen, noch so bedeutend bei uns, dass ich auf diesen Punkt mit ein paar Worten zurückkommen muss. Es ist die Gelegenheit in Kinderspitälern seltene Krankheiten zu beobachten und häufige Krankheiten genau zu studiren, deswegen so erschwert, weil die öffentlichen Kassen und die Wohlthätigkeit bei uns in Nord- und Mitteldeutschland um diesen wichtigen Zweig der Heilkunde sich wenig kümmern. Es ist auffallend, wie die Wohlthätigkeit und die Geneigtheit die Aerzte zu unterstützen, die Kinderspitäler gegründet haben in Süddeutschland und in Oesterreich die Zurückhaltung bei weitem überwiegt, die bei uns stattfindet. Auch von Seiten der Universitätsbehörden wird in dieser Beziehung möglichst wenig bis jetzt gethan. Es ist mir eine wahre Wohlthat gewesen, von dem Herrn Vorsitzenden Gerhardt freisinnige Worte zu hören, von denen ich hoffe, dass sie ausser diesen Mauern Gutes stiften, dass man den Kinderkrankenhäusern in der Folge mehr Hülfe zuwenden wird. Wir sind in Nord- und Mitteldeutschland so schlimm daran, dass wir geradezu um Hülfe nachsuchen müssen. Dieser wichtige Zweig der Kinderheilkunde ist allerdings so schwer den jungen Aerzten beizubringen, dass es einer ganz besonderen Intensität des Willens und der Empfehlung bedarf, dass sich Lehrer finden, die sich dieses Zweiges noch annehmen, Lehrer, die fast nur auf ihren Lebensunterhalt durch die Praxis angewiesen sind.

Die Diagnose der Meningitis cerebrospinalis epidemica gründet sich auf den Gang des Fiebers, das heftige Erbrechen zu Anfang, den Gehirnschrei, die Nackensteifigkeit und den eigenthümlichen Puls, welcher in den Leipziger Fällen nie aussetzend war, während der aussetzende Puls der Meningitis tuberculosa eigenthümlich ist. Dieser fehlen wiederum der

Herpes labialis und die Roseola, welche der epidemischen Form und dem Typhus abdom. zukommen.

Ich komme zuletzt auf die Aetiologie, weil auch diese einen besonderen Anhaltspunkt bietet. Wir wissen in Bezug auf die Aetiologie der Meningitis cerebro-spinalis epidemica beinahe ebensowenig, als in Bezug auf die von meinem verehrten Herrn Collegen Winckel vorhin dargestellte neue Krankheit; wir können die Meningitis epidemica vielleicht mit grösserem Recht mit den typhoiden Krankheiten vergleichen, als jene, weil sie schon von den Franzosen als ein Typhus geschildert, und weil sie von den Nachfolgern hin und wieder in einem Licht dargestellt worden ist, dass man sich von der Verwandtschaft beider Krankheiten ziemlich leicht überzeugen kann. Es ist also auch möglich, dass beiden ähnliche ätiologische Verhältnisse zu Grunde liegen. Es ist z. B. für Leipzig nicht ohne Werth, dass die meisten Erkrankungen vorkommen in der Nähe der Flussniederungen, wo nach Schmieder's und Thomas' Nachweisungen auch Typhus, Intermittens und Cholera am meisten nisten. In einer Familie, wo jetzt noch ein Kind krank liegt, habe ich zu wiederholten Malen gefunden, dass der Corridor sehr stark nach den Abtritten riecht. Dasselbe Kind hat nach der Meningitis noch schwere Intermittens bekommen. Ich muss da erinnern, dass von Beobachtern, die massenweise diese Krankheit sahen, in Strafanstalten, in Kasernen, in Schulen, das Zusammengehäuftsein vieler Menschen an einem kleinen Orte und der Mangel an Ventilation hervorgehoben wurden. Die kalte Jahreszeit war auch bei uns bevorzugt.

Discussion.

Herr Edel-Charlottenburg. Ich hatte Gelegenheit, eine Epidemie von epidemischer Meningitis cerebro-spinalis in Stolp in den 60ger Jahren zu beobachten. Es war ein Theil derselben Epidemie, welche in den benachbarten westpreussischen Kreisen sehr extensiv und intensiv auftrat. Damals hörte man zuerst von diesen blitzartig auftauchenden Todesfällen. Bei uns wurden meist Kinder, doch auch einzelne Erwachsene befallen; bei diesen aber verlief die Affection leicht. Unter den charakteristischen Erscheinungen war der plötzliche Eintritt von Erbrechen, die Nackenstarre und der schnelle Collaps sehr bemerkenswerth. Gegen letzteren wurde mit Vortheil Moschus in grossen Gaben angewandt. Nachdem die Kinder sich erholt hatten — wir gebrauchten oft 2 Tage lang den Moschus — war der Verlauf ähnlich wie bei Meningitis simplex; nach 14 Tagen trat allmählige Besserung ein; nur einzelne Kinder gingen zu Grunde.

Herr Nötzel-Colberg. Ich möchte auch hervorheben, dass ich zu derselben Zeit wie College Edel, besonders im Winter 1865—66 Gelegenheit hatte, in dem benachbarten Kreise Deutsch-Krone wohl an hundert Kinder, die an dieser Affection erkrankt oder von ihr genesen waren, zu beobachten. Die anstrengende Praxis gestattete uns damals nicht, die nöthigen Aufzeichnungen zu machen. Ich bitte deshalb um Entschuldigung, wenn meine Mittheilungen nur lückenhaft sind. Ich möchte aber doch den Herren Vorrednern gegenüber hervorheben, dass die Krankheit, die vielleicht nach diesen Mittheilungen etwas zu gutartig erscheinen könnte, doch, und zwar nicht bloss, wenn sie tödtlich endet, sondern auch in ihren Folgeerscheinungen oft überaus schwer und erschreckend ist. Ich habe sehr viele Kinder gesehen, die das Gehör verloren, zu einer Zeit, wo sie noch nicht sprechen konnten oder in dem Alter, in dem sie es schnell wieder verlernten. Andere erblindeten, meist in Folge einer schleichend eintretenden Panophthalmie, die zu vollständiger Phthisis bulbi führte. — Noch jetzt können wir die Spuren jener schrecklichen Epidemie verfolgen, die nicht in den Niederungen, sondern in den hochgelegenen Kreisen Bütow, Berent, Deutsch-Krone, Lauenburg etc. ihren Hauptsitz hatte; die Taubstummen sind hier so zahlreich, dass immer von Neuem der dringende Wunsch nach Errichtung von Taubstummen-Anstalten selbst unter der indolenten Bevölkerung jener Kreise laut wird. — Unter den Symptomen war am meisten charakteristisch die Genickstarre, die sehr schnell auch den Laien als Krankheitserscheinung bekannt wurde und diese Affection in ganz specifischer Weise von allen anderen unterscheidet.

Herr Hennig. Ich wiederhole, dass es nicht in meiner Absicht lag, Ihnen ein umfassendes Krankheitsbild zu liefern, ich beziehe mich hierüber auf Emminghaus, der auch jene üblen Folgen eingehend auseinandergesetzt hat. — Was übrigens die Nackenstarre betrifft, so kommt sie auch bei tuberculöser Meningitis vor, die uns ja viel geläufiger ist; aber bei dieser findet sich der ganz charakteristische, aussetzende Puls, den ich bei der epidemischen Meningitis nicht beobachtet und auch von andern nicht erwähnt gefunden habe.

Herr Edel. Ich möchte bemerken, dass ich nicht selten bei unseren Kranken aussetzenden Puls gefunden hatte. Ich erinnere mich ganz speciell des Falles, wo die Frau eines Gutsbesitzers dieses Symptom in exquisiter Weise darbot. Ausserdem beobachteten wir auch andere Symptome, die gleichfalls auf Reizung des Sympathicus zu beziehen sind, — namentlich eigenthümliche Absonderungen von Schweiss, die unregelmässig, manchmal nur eine Seite betreffend, auftraten. Auch ist bei Convalescenten nicht selten Schreibekrampf, andauernd oder in einzelnen Anfällen wiederkehrend, aufgetreten. — Bei manchen Individuen verlief die Krankheit so leicht, dass sie ambulatorisch behandelt werden konnten, obgleich Nackensteifigkeit und ziehende Schmerzen in dieser Gegend unzweifelhaft bestanden.

Vorsitzender Herr Gerhard. Meine Herren, es ist mir zunächst sehr wichtig, dass diese Krankheitsschilderung bestätigt hat, dass diese Epidemie jetzt wieder in Leipzig aufgetreten ist. Wir werden also ermahnt, auf der Hut zu sein. Dann aber will ich nicht verfehlen, hervorzuheben, dass es mich sehr angenehm berührt hat, dass die Schilderung des Krankheitsbildes bei unseren Collegen so lebhafte Erinnerungen aus früherer Zeit wach gerufen, wie wir eben hier gehört haben.

Herr **Carl Hennig**-Leipzig:

Ueber Schulfieber.

Hochverehrte Herren! Ich wollte mit Ihrer Erlaubniss noch einige Worte hinzufügen über das Schulfieber, d. h. über Erregungszustände, welche bei Schülern beobachtet werden als Folge der Angst vor Strafe oder auch wohl des Ehrgeizes in dem Streben, sich in der Schule und namentlich bei Prüfungen den Anforderungen gewachsen zu zeigen. Es haben sich die Beobachtungen über die nachtheiligen Folgen der verschärften Schulpraxis seit den letzten Kriegsjahren mehr gehäuft. Es hängt dies zusammen mit der verschärften Verordnung in Bezug auf den Unterricht und zwar nicht blos der Kinder, sondern auch der Schüler auf Gymnasien und Universitäten. Es ist in Frankreich mehrfach bemerkt worden, dass die dortige Generation heranwächst mit sehr wenig Elementarunterricht und mit sehr mangelhafter Schulbildung bis hinauf sogar zu einer gewissen Rangordnung, die eigentlich etwas wissen sollte. Man hat mehrfach bemerkt, dass z. B. die Officiere der französischen Armee viel schlechter über ihr Land unterrichtet waren, als wir, die Eindringlinge. Es ist daraus gefolgert worden, dass ein Theil unserer Waffenerfolge auf besserer Kenntniss beruhe nicht bloss der Geographie, auch überhaupt der zum Fortkommen im Lande gehörenden Wissenschaften und Fertigkeiten. Es ist seit dieser Zeit eine vermehrte Stundenzahl in fast allen Unterrichtsanstalten eingeführt worden, und es ist das, was zu erlernen ist, intensiver vorgezeichnet und mit mehr Ansprüchen verlangt worden; es haben sich aber auch seit jener Zeit, namentlich in den letzten Jahren die Beobachtungen nicht blos meinerseits, sondern auch von Seiten anderer Aerzte und Menschenfreunde gehäuft, wo Kinder durch den Schulunterricht acut oder chronisch krank geworden sind. Es wird z. B. in Leipzig von den Besuchern der Bürgerschulen und der Realschulen soviel verlangt, dass die betreffenden Kinder nicht durchkommen können, ohne ihre Arbeit Abends nach eingenommener Mahlzeit 3 bis 4 Stunden in die Nacht hinein fortzusetzen. Ich habe mehrfach in den Familien darauf aufmerksam gemacht, dass das nicht so fortgehen könne, dass die Eltern selbst sich darüber beklagen müssten, und ich habe es auch bei einigen Eltern durchgesetzt, da der Ausfall einiger Stunden von dem Director nicht gestattet wurde, dass die betreffenden Kinder ein Halbjahr oder länger aus der Schule genommen wurden. Ich habe Zustände erlebt, welche nahe an Melancholie oder Ekstasis grenzten, so dass Kinder wochenlang ihren Schlaf, ihren Appetit verloren, von nichts träumten, als von den Anforderungen der Unterrichtsanstalten; sie sind massenweise bleichsüchtig geworden, sie haben von einem Aufblühen, wie es ihnen vor der Pubertät zukommt, nichts mehr zu bemerken gegeben, sie haben, statt einer Körperfülle theilhaftig zu werden, wie sie zu dieser Zeit kommen soll, sich nur als magere Aufschösslinge gerirt. Ich habe an mehreren Orten gegen dieses übermässige Verlangen von Leistungen Einspruch eingelegt bei Behörden und Lehranstalten; ich bin nur selten angehört worden, und es haben sich namentlich die Lehrkörper in pleno einmal zusammengethan, um auszusprechen, dass derartige Dinge die Aerzte nichts angingen.

Ich habe vorher mir erlaubt, von der unzureichenden Kenntniss der Kinderkrankheiten unter den jungen Aerzten zu sprechen, wenigstens bei uns. Auch das ist wieder in Folge der Ueberbürdung der Studenten mit den gang und gäbe gewordenen und auch jetzt auf der Tagesordnung befindlichen Studienthemen.

Sie haben nicht mehr die Zeit und nicht mehr die Kraft dazu, sich dem wichtigen Zweige der Kinderheilkunde zu widmen. Das ist begreiflich bei den vorhin geschilderten auf's höchste geschraubten Anforderungen, die man an die menschliche Receptionsfähigkeit stellt. Es ist die grosse Frage, die eigentlich nicht hierher gehört, ob das überhaupt von Nutzen ist, dass man jetzt die Lernanforderungen so hoch stellt, während bei der Prüfung doch die Elementarkenntnisse bei weitem zurückbleiben und höchst lückenhaft sind; man steht vor Abgründen in der Kenntniss der gewöhnlichsten Naturverrichtungen und der Logik, dass man davor zurückschreckt. Solches ist früher nicht vorgekommen. Das Gedächtniss wird jetzt überladen, und für viel zweckmässigere, wichtigere, für's Leben brauchbarere Gegenstände bleibt kein Platz mehr, keine Kraft mehr, der ermüdete Geist ist nicht mehr fähig, sie aufzunehmen.

Ich habe in meinem ersten Vortrage heute weggelassen eine Ursache der epidemischen Meningitis. Ich hole das jetzt nach. Ein Kind erkrankte sofort, nachdem es vor der Prüfung intensiv gearbeitet hatte, und zwar war dies ein begabtes Kind; das ist gestorben. Ein zweites Kind ist erkrankt, nachdem es nach glücklich überstandener Prüfung eine Belobigung erhielt, aber nach den Aussagen der Mutter darauf hin so gearbeitet hatte, dass es zusammenbrach und dicht darauf kam die Erkrankung. Ich finde in der schönen Arbeit von Emminghaus eine einzige Stelle, wo ein Beobachter Aehnliches erlebt und die Gefahr der Schule erkannt hat. Namentlich hat er sie in Bezug auf forcirte geistige Arbeit und auf Gemüthserregung nachgewiesen. Ich habe selbst Kinder, welche nach dem Urtheile Anderer — ich bin ja Partei als Vater — nicht unbegabt waren, als sie die Schule besuchten, und ich habe jede Woche 1, 2 Tage Weinscenen durchgemacht, obgleich ich den Kindern half, weil die Anforderungen viel zu hoch geschraubt, nur auf die befähigtesten eingerichtet waren und man nicht individualisirte. Ich habe es durchgesetzt, dass die Anforderungen erniedrigt wurden; aber jetzt geht's wieder wie vorher, nachdem meine Kinder hinaus sind! Meine Herren, ich gebe zu bedenken, dass einer ungeheuren Zahl von Kindern in der Schule der Geist ermüdet und ihnen der Lebensmuth auf eine lange Zeit genommen wird; bisweilen ist dies irreparabel. (Bravo!)

Discussion.

Herr Löwe-Berlin. Meine Herren! Es ist ja eins der wichtigsten Themata und eins von denen, bei denen wir nicht hoffen können, mit irgend einer Kurmethode, die in unserer Hand liegt oder gar mit Recepten helfen zu können. Die Klagen über die Ueberlastung der Schüler sind allgemein und ich kann wohl sagen, dass sie mich in meiner politischen

Thätigkeit sowohl in Petitionen, als in den Verhandlungen schon vielfach und lebhaft beschäftigt haben. So sehr ich nun aber auch anerkenne, dass die Anstrengungen, die die Schule auferlegt, häufig zu solchen Ueberreizungen Veranlassung geben, so möchte ich doch hier gleich auf ein Moment aufmerksam machen, — das ist die Lebensweise der Schüler unserer Zeit. Die muss dabei doch sehr berücksichtigt werden, wenn man nicht einen ganz falschen Eindruck von dieser Angelegenheit bekommen soll. Das Leben der Kinder in der Familie heute ist ein ganz anderes geworden, als wir es gelebt haben, besonders als ich es vor ziemlich zwei Generationen gelebt habe. Damals war das Kind ein nebensächliches Wesen in der Familie, wenigstens sicher nicht die Hauptperson, wie das jetzt häufig genug der Fall ist. Wir hatten unsere Arbeiten zu machen und dabei nicht viel Ansprüche an die Familie, ihre Vergnügungen u. s. w. zu erheben. Jetzt nehmen die Kinder an dem gesellschaftlichen Leben der Eltern in dem Grade Antheil, dass in der That ein grosser Theil ihrer natürlichen Kräfte davon in Anspruch genommen und absorbirt wird. Wenn das Kind in's Theater geht, wenn es Zeitungen liest, wenn es Visitenkarten in der Tasche mit herumträgt, um auch seinen gesellschaftlichen Pflichten für Besuche in Familien nachzukommen, — (Sehr richtig!) dann, meine Herren, ist es sehr natürlich, dass dann den Abend bis in die Nacht hinein gearbeitet werden muss, um die Schularbeiten zu machen. Also das, was wir am ersten von unserem Standpunkte als ärztliche Beobachter aus bessern können, ist die Einwirkung auf die Familie, dass die Kinder als Vorbereitung ihres Lebens ihr Kinderleben zu führen haben und zwar als Vorbereitung nicht blos dafür, was sie nachher in der Welt zu leisten haben mit ihrer Kraft, ihren Kenntnissen und ihrer Tüchtigkeit, sondern auch ganz besonders als Vorbereitung für die Genüsse, die ihnen erst später werden sollen, die sie jetzt leider frühreif pflücken, ohne dann mit der heiteren Freude ihr reiferes Jugendleben zu geniessen, wie wohl wir Aelteren meist — ich wenigstens sicher — es genossen haben trotz äusserlich sehr bedrängten Umständen.

Das müde, blasirte Wesen, das wir bei so vielen jungen Leuten finden, kommt gewiss nicht allein vom zu vielen Studiren. Nun gestehe ich den Herren Collegen vollkommen zu, dass unsere Schule und der Unterricht in der Weise mangelhaft eingerichtet ist, dass die Kinder nicht durch das multum, was sie lernen, sondern durch die multa, die ihnen auferlegt werden, in ihren besten Kräften erschöpft werden. Da kommen wir zu der anderen Frage, die uns bei anderen Gelegenheiten auch schon beschäftigt hat, nämlich die Concurrenz zwischen Gymnasien und Realschulen. Die ist eine derartige, dass das Gymnasium Alles erfüllen möchte, was die Realschule sich eben in ihrem höchsten Ideal gedacht hat und dass die Realschule jedenfalls Alles leisten will, was das Gymnasium sich vorgesetzt hat. Meine Herren, das ist die Geschichte von den consultirenden Collegen, wo der Eine dem Andern dies Mittel concedirt, und der Andere ihm ein Anderes, um einen Compromiss zu machen, und der unglückliche Patient muss beide nehmen. Dass das ein grosser Uebelstand ist, in dem wir uns befinden, das ist keine Frage. Wie wir den Schulen darin helfen wollen, ist von unserem Standpunkt ja leicht zu sagen, aber einem Lehrer ist es doch unendlich schwer begreiflich zu machen, dass der Schüler und nicht die Schule die Hauptsache für den Lehrer sein muss. Ich habe, aufgefordert vom Ministerium, in der Commission für das höhere Schulwesen mitgearbeitet. Ja, da muss ich sagen, dass ich in diesen Kreisen immer dem Gedanken begegnet bin auf beiden Seiten, wie die Schule zu ihrer höchsten Leistung gebracht werden kann. Das heisst nichts Anderes, als wie die Ansprüche an den Schüler noch gesteigert werden können. Der Schüler, wie der sich dabei steht, trat ganz in den Hintergrund. Wenn die Schulmeister meinen, wie der Herr College sagt, dass die Aerzte dabei nichts mitzusprechen haben, so komme ich fast dazu, zu sagen: bei der Bestimmung über die Summe der Ansprüche der Schule an die Schüler sollten die Schulmeister eigentlich nichts zu sagen haben. (Heiterkeit.) Denn bei ihren Erwägungen kommt, wie gesagt, immer der merkwürdige Uebelstand zum Vorschein, dass sie ein Ideal der Schule als solche vor Augen haben, welches ohne Rücksicht auf die Schüler zur Ausführung gebracht werden soll. Die Hauptsache ist, dass die Schule das und das und das geleistet hat, dann sind die Lehrer befriedigt. Dagegen glaube ich nun freilich, dass doch eigentlich die Schule, so zu sagen, für die Schüler da ist, dass die Schüler nicht blos dies und das lernen sollen, sondern dass sie vor Allem zu tüchtigen Menschen werden sollen.

Wenn ich mich resumiren darf, so geht meine Meinung dahin, die Herren Collegen zu bitten, die Uebelstände wohl zu beachten, aber Sie zugleich zu warnen, die Quelle derselben nicht blos in der Schule zu suchen, sondern mindestens ebensosehr in der Familie. Von unserer Seite ist an der Stelle zuerst und unablässig zu wirken, an der wir den grössten Einfluss haben, also in der Familie, um hier die vorhandenen Schäden der Erziehung zu beseitigen, — dann aber auch mit unserem Einfluss, den wir als Verein gerade am besten geltend machen können, dahin zu wirken, dass eine bessere, dem Wesen des Jünglingsalters angepasste Vorbereitung für das höhere Studium wieder zur Geltung komme, als wir es in der letzten Zeit gehabt haben, damit wir wieder zu der Erkenntniss gelangen, dass die reinen Kenntnisse nur Spreu vor dem Winde sind, die am ersten Kneipabend wieder verschwinden, — dass vielmehr nur die Verstandesbildung, das zur Gewohnheit gewordene logische Denken allein den wahren Werth der Bildung darzustellen vermag. Deshalb haben wir auch in unseren eigenen Ansprüchen an die Vorbereitung der Abiturienten für das Studium der Medicin ein geringeres Gewicht auf die Summe von Kenntnissen zu legen, dagegen ein grosses Gewicht auf die allgemeine Bildung und auf die Erziehung zum logischen Denken. (Bravo!) In dieser Beziehung ist es auch von höchster Wichtigkeit, den grossen Uebelstand im Auge zu behalten, dass die Kinder jetzt zu früh durch die Schule gehetzt werden. Das Durchschnittsalter der Abiturienten ist jetzt $1^1/_2$ bis 2 Jahre niedriger, als das Durchschnittsalter vor 50 Jahren gewesen ist. Und der Verstand kommt doch nun einmal nicht vor den Jahren. Dasselbe Thema, was heute einem unglücklichen Knaben von 16 Jahren den Geist verwirrt, bearbeitet er vielleicht mit 18 Jahren mit Leichtigkeit. Ich bitte Sie also, nach dieser Seite unsere Thätigkeit richten zu wollen, nicht alle Last auf die Schule zu werfen, sondern vorzugsweise auf die Familie zu wirken und hier gegen die Erziehung mittelst des Ehrgeizes zu wirken, den die Familie in die Kinder hineinbringt, um sie so früh als möglich fertig zu bekommen. (Bravo!)

Vorsitzender. Meine Herren! Nach diesem meisterhaften Vortrage kommt, glaube ich, ein Antrag zur richtigen Stelle, den ich zu verlesen habe.

Es wird beantragt, die Discussion für heute zu vertagen und eine Commission einzusetzen, welche für die nächstjährige Versammlung den Gegenstand zur eingehenden Erörterung vorzubereiten hat.

Der Antrag wird einstimmig angenommen und in die Commission werden durch Acclamation gewählt die Herren Hennig, Löwe, Baginsky.

Herr Winckel: Demonstration einiger seltener Präparate.

Mit der Mittheilung des Vorsitzenden, dass am nächsten Tage Vormittags 10 Uhr das an der Winckel'schen Krankheit gestorbene Kind im pathologischen Institut der Charité durch einen Assistenten des Herrn Professor Virchow secirt werden soll, wozu die Anwesenden eingeladen werden, wird die Sitzung geschlossen.

Versammlung am 25. April 1879.

Vorsitzender: Herr **W. Löwe** - Berlin.

Derselbe eröffnet die Versammlung um 12 Uhr und theilt mit, dass Herr Gerhardt durch dringende Amtsgeschäfte verhindert ist, den Vorsitz zu führen. Das Wort erhält:

Herr **F. Winckel** - Dresden:

Ueber die Section der Kindesleiche im pathologischen Institut der Charité.

Das Kind war das letzte einer Endemie von 23 Erkrankten und 19 Gestorbenen. Sie haben es gestern gesehen mit ausgesprochenem Icterus und deutlicher Cyanose des ganzen Körpers, namentlich aber des Kopfes. Die Section hat ergeben: starke icterische Haut- und Muskelfärbung, dabei ferner von Seiten der Lungen, des Herzens und Zwerchfells Ecchymosen. Im Herzen selbst linksseitig sehr wenig, rechtsseitig reichlicher ein bräunliches kaum geronnenes Blut. In den Bronchien ziemlich starke Injectionen und mässig gelblicher Schleim, ferner in der Magenschleimhaut gastritische Symptome und der ganze Dünndarm mit gelber Masse gefüllt und von dem Duodenum bis zur Ileocoecalklappe zahlreiche dichtgedrängte Stecknadelspitzen grosse Blutaustritte, bedeutende Schwellungen und Injection der Peyer'schen Plaques, dann eine Milz, die 23 Grm. wog und $6^1/_2$, 4 und 3 Ctm. lang resp. dick war, eine Leber, welche nicht wesentlich vergrössert war und im Durchschnitt die gewöhnliche Färbung zeigte, nur in den portalen Theilen der Acini gelbliche Streifen zeigte, von mässiger Consistenz war.

Charakteristisch war ferner wieder die Nierenbeschaffenheit insofern, als die Nieren nicht vergrössert waren und nach Ablösung der Kapsel zahlreiche kleine punktförmige Hämorrhagien in der Peripherie sich fanden. In der Blase wurde die charakteristische Färbung des Urins gefunden, in dem Nierenbecken Nichts derartiges. Hier will ich erwähnen, dass das Kind länger wie die übrigen erkrankt war und in das Ende der Endemie fällt und dass daher die Ecchymosen, die im Darm noch sehr ausgebildet waren, in den übrigen Organen weniger sich fanden. Das Gehirn war wieder intensiv icterisch, ausgesprochen ödematös und die graue und die Marksubstanz so wenig unterschieden, dass man im Durchschnitt des grossen Gehirns fast nirgends den Unterschied constatiren konnte, wohl aber im kleinen Gehirn. Auch die Ventrikel waren diesmal gar nicht erweitert, auf dem Durchschnitt zeigten sich Oedem und zahlreiche Gefässpunkte. Die Untersuchung der Epiphysen zeigte, dass höchstens eine Andeutung von Lues da sein konnte. Die Untersuchung der Mesenterialdrüsen ergab ebenso wie die des Pancreas, der Thymusdrüse, Thyroïdea, dass alle diese Drüsen ziemlich hyperämisch und dunkelblau oder braunroth sich fanden und dass mit Ausnahme des Pancreas sich ziemlich gleichmässig diese Beschaffenheit zeigte. Endlich waren in der Milz auf dem Durchschnitt — und das habe ich zum ersten Mal gesehen — Reihen von gelben Kügelchen, die ziemlich gedrängt und von schwach icterischer Farbe sich zeigten. — Es waren also zum Unterschiede von den gewöhnlichen Befunden nur die bronchitischen Befunde mehr ausgesprochen, und auf dem Durchschnitt der Milz diese kleinen gelben Follikel; auch war die Ventrikelerweiterung nicht so evident, wie in andern Fällen, im übrigen waren aber dieselben Symptome ebenso ausgesprochen. Es war mir dabei von besonderem Interesse, dass,

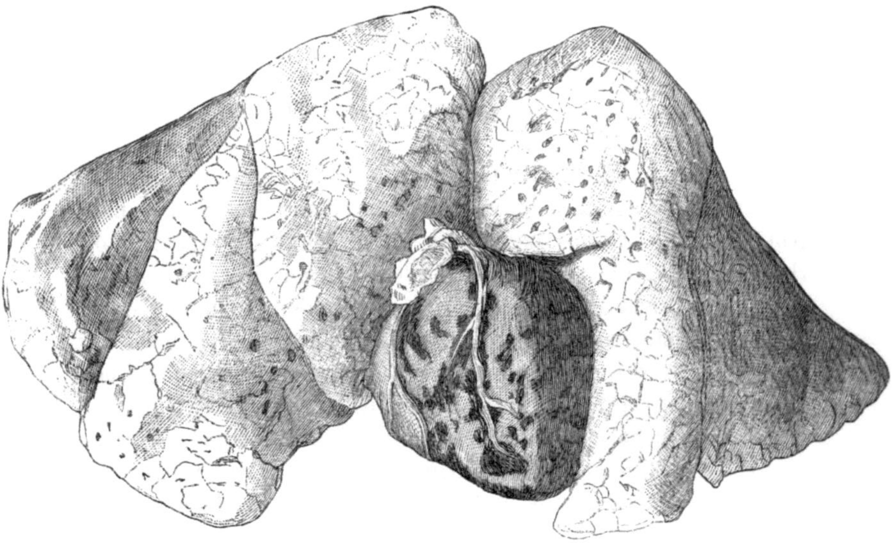

Lunge und Herz (nach dem gewöhnlichen Befund, vergl. pag. 21) mit zahlreichen Ecchymosen durchsetzt. Das Präparat ist von der Leiche eines Kindes, das am 10. Lebenstage starb (No. XXIII).

während der zweite Assistent sich gar nicht darüber aussprach und auch meinte, es wäre ihm nichts Analoges bekannt, hinterher Herr Dr. Jürgens fragte, ob es sich nicht um Phosphorvergiftung handeln könne. Nun, m. H., das Kind ist 10 Tage alt geworden, hat am Mittwoch Abend noch an der Mutterbrust getrunken, hat niemals Erbrechen gehabt, durchaus keine Diarrhöe, — der Darminhalt zeigte nicht die Spur — das Kind hat fast 4 Tage an dieser Krankheit zugebracht und vor dem Beginn schon etwas Icterus gezeigt. Ich kann also um so weniger an eine Phosphorvergiftung denken, als in die Wochenbettzimmer überhaupt nur in den Stunden am Morgen Schwefelhölzchen hineingebracht werden, wo ein Brett zur Untersuchung während meiner Visite mit herumgetragen wird, auf dem sich eine Ravoth'sche Lampe befindet. Diese wird natürlich mit Streichhölzern angezündet; hinzusetzen will ich auch noch, dass seit Jahren keine phosphorsauren Präparate von mir verordnet worden sind, und dass auch kein einziges Präparat, welches irgend wie abnorme Quantitäten Phosphor dem Kinde zuführen könnte, im Hause existirt.

Bemerken muss ich nun nochmals und zwar gerade auch im Anschluss an diesen Fall: Wir sind, ebenso gut, wie wir uns heutigen Tages die Berechtigung noch nicht bestreiten lassen eine grosse Krankheitsgruppe z. B. als Icterus zu bezeichnen, wobei wir doch die Bezeichnung nur von der Hautfarbe hernehmen, immer noch berechtigt, so lange wir nicht die eigentliche Noxe und damit nicht den ganz bestimmten Namen für die Krankheit angeben können, nach den constantesten Symptomen einer Krankheit diese zu bezeichnen. Die Cyanose ist hier die Hauptsache und zwar mit vollständiger Fieberlosigkeit, also Cyanosis afebrilis, — sehr häufig, vielleicht in der Hälfte der Fälle und noch mehr mit Icterus verbunden, daher icterica und endlich mit Haemoglobinurie. Ich sagte, wenn ich heutigen Tages einen kurzen Namen angeben soll, so kurz wie es geht, um darin die Characteristik der Krankheit zu geben, so weiss ich keinen anderen und ich glaube Ihnen allerdings eine derartige Bezeichnung nicht wegen ihrer Kürze empfehlen zu können, aber sie lässt sich einmal nicht kürzer machen, und wenn ich sie charakteristisch bezeichnen sollte, würde ich immer einstweilen nur in der Lage sein, sie so nennen zu können. Uebrigens hat College Lender Blut entnommen und mit dem Spectrum untersucht.

Nach dem Ende der letzten Erkrankung hat Herr Winckel zur Vervollständigung seiner früheren Angaben und genaueren Widerlegung gemachter Einwände folgende weitere Mittheilungen eingesendet:

Zweckmässig wird es sein, wenn wir eine Generalübersicht über die Endemie geben und diese in 3 Erkrankungsgruppen theilen. Es erkrankten nämlich:

I. No. 241 am 27. März und starb am 28. März 1879.
„ 251 „ 29. „ „ „ „ 29. „ „
„ 260 „ 30. „ krank entlassen 5. April „ ausserhalb der Anstalt gestorben.
„ 262 Zwillinge 3. April, beide starben 3. April „
„ 264 am 6. April und starb am 7. April „
„ 266 „ 30. März „ „ „ 7. „ „
„ 268 „ 5. April „ „ „ 6. „ „
„ 269 „ 3. „ „ „ „ 4. „ „

Von den zwischen diesen erkrankten, sonst geborenen Kindern No. 242 — 250, 252 — 259, 261, 263, 265 und 267 zeigte kein einziges auch nur ähnliche Symptome und von ihnen starben nur No. 253 (39 Cm. lang, 1200 Grm. schwer), No. 255 (1. 35 Cm., 810 Grm. und 2. 34,5 Cm. und 750 Grm. — Zwillinge), endlich No. 257 (43,5 Cm., 2260 Grm. schwer), weil sie vor- und frühzeitig geboren waren; die übrigen 16 wurden gesund und 2 mit gebesserter Ophthalmoblennorrhoe entlassen.

Von No. 270 — 286 blieben wiederum 14 Kinder gesund, zwei No. 274 u. 279 wurden macerirt geboren, eins: No. 285 (32,5 Cm. lang, 840 Grm. schwer), starb 1/2 Stunde nach seiner Geburt, da es nicht lebensfähig war, und jene 14 wurden mit ihren Müttern gesund entlassen. —

Nunmehr begann mit No. 287 der zweite Theil der Endemie. Es erkrankten nämlich:

II. No. 287 am 6. April und starb am 10. April 1879.
„ 288 „ 9. „ „ „ „ 10. „ „
„ 289 „ 9. „ wurde entlassen 11. „ „
starb ausserhalb.
„ 290 am 8. April und starb am 10. „ „
„ 292 8. „ „ „ „ 9. „ „
„ 293 10. „ „ „ „ 11. „ „
„ 295 „ 8. „ gesund entlassen 14. „ „
„ 297 „ 8. „ und starb am 13. „ „
„ 298 „ 9. „ „ „ „ 11. „ „
„ 299 „ 9. „ „ „ „ 11. „ „
„ 300 „ 9. „ „ „ „ 10. „ „

Zwischen diesen 14 Kindern, von denen 13 starben, blieben nur No. 291, 294 und 296 gesund und wurden mit ihren Müttern gesund entlassen.

Von den folgenden Nummern 301 — 318 sind wiederum 16 Kinder gesund aus der Anstalt abgegangen, ohne von jenem Leiden auch nur Spuren gezeigt zu haben. Zwei derselben starben, nämlich No. 306 (43,5 Cm. lang, 1980 Grm. schwer — also viel zu früh geboren) und No. 311 (46 Cm. lang, 2500 Grm. schwer) asphyctisch aber wiederbelebt, starb nach 26 Stunden in Folge von Lues, wie die Section ergab.

Alsdann kam die letzte, kleinste Erkrankungsreihe mit 4 Fällen, die alle unterlagen. Es erkrankten nämlich

III. No. 319 am 25. April und starb am 29. April 1879.
„ 320 „ 20. „ „ „ „ 21. „ „
„ 322 „ 21. „ „ „ „ 24. „ „
„ 332 „ 20. „ „ „ „ 21. „ „

Die zwischen diesen liegenden Nummern (323 wurde todtgeboren), 324—328 waren und blieben gesund; bei No. 329 zeigte sich ein Mal die eigenthümliche Urinbeschaffenheit, verschwand jedoch bald und das Kind gedieh gut. No. 330 und 331 wurde auch nicht ergriffen und nach No. 332 ist kein Erkrankungsfall mehr im Hause vorgekommen.

Die drei Stadien der Endemie lassen sich also durch folgende Zahlen vergleichen:

I. 29 Kinder 9 = 31,0 Proc. erkrankt, 9 = 100 Proc. gestorben, 21 = 69,0 Proc. nicht specifisch erkrankt.

II. 14 Kinder 11 = 78,5 Proc. erkrankt, 10 = 90,9 Proc. gestorben, 4 = 21,5 Proc. nicht specifisch erkrankt.

III. 14 Kinder 4 = 28,5 Proc. erkrankt, 4 = 100 Proc. gestorben, 10 = 71,5 Proc. nicht specifisch erkrankt.

Im Ganzen aber wurden vom 20. März bis 29. April d. h. dem Todestage des letzten Kindes, also so lange als kranke Kinder im Hause waren, geboren 94 Kinder und von diesen erkrankten 24 = 25,5 Proc. an der Affection und starben 23 = 95,8 Proc.

Von den 23 Müttern dieser 24 erkrankten Kinder ist keine einzige auch nur an ähnlichen Symptomen wie die letztern erkrankt, sie sind alle gesund entlassen und zwar am 9. Tage 6 (No. 287, 288, 289, 292, 299 300,); am 10. Tage des Wochenbetts 11 (No. 251, 266, 269, 268, 297, 290, 295, 332, 322, 298, 293); am 11. Tage des Wochenbetts 1 (No. 320); am 12. Tage des Wochenbetts 2 (No. 262, 260); am 13. Tage des Wochenbetts 1 (No. 241); am 15. Tage des Wochenbetts 1 (No. 264); am 16. Tage des Wochenbetts 1 (No. 319). 23 Mütter (No. 262 hatte Zwillinge).

Daraus geht schon zur Genüge hervor, dass diese Mütter überhaupt nicht schwer erkrankt gewesen sein können. Im

Uebrigen bitte ich in dieser Beziehung speciell die dritte Rubrik der nachher zu gebenden Tabelle einzusehen, in welche alles was irgend von Interesse in Betreff des Wochenbettsverlaufes sein kann, genau eingetragen wurde.

Unter den 23. Wöchnerinnen waren 8 verheirathete Frauen, No. 260, 262, 287, 292, 288, 289, 299, 300, also 34,8 Proc. d. h. anderthalb bis 2 Mal soviel als sonst in unserm Institut entbunden werden (15 — 21 Proc.) und von diesen haben 4 ihre Kinder bis zur Erkrankung selber gestillt.

Ueberhaupt sind von den 24 Kindern nur No. 5 u. 6, 12, 15, 17 und 23, also nur 25 Proc. künstlich ernährt worden, alle anderen 75 Proc. wurden kürzere oder längere Zeit von der eigenen Mutter gestillt und von mehreren ist es durch zahlreiche Zeugenaussagen bestimmt ermittelt, dass sie ausser der Muttermilch überhaupt gar Nichts eingeflösst erhalten haben: No. 21 und 24 der Tabelle.

Von Interesse dürften in Bezug auf den Gesundheitszustand unseres Instituts, insofern er zu der Endemie beitragen konnte, folgende Thatsachen sein:

1878 wurden 1050 Wöchnerinnen entbunden und starben 11 = 1,04 Proc.

1879 wurden vom 1. Januar bis 30. April 374 Wöchnerinnen entbunden und starben 5 = 1,3 Proc.

Die verstorbenen Wöchnerinnen waren 1. No. 90 entbunden 29. Januar († 16. März) 2. No. 176 († 18. März) 3. No. 237 († 17. März) 4. No. 259 († 29. März) 5. No. 359 († 28. April).

In die Zeit vom 20. März bis 30. April, in welcher die Endemie im Hause herrschte, fallen also 2 Todesfälle von Wöchnerinnen No. 259 und 359, von denen die erste (259) den 29. März an Insufficienz der Mitralis und Nephritis

die zweite (359) den 28. April an Durchquetschung des Uterus bei allgemein verengtem Becken starb.

Das Kind der letzteren wurde mit der Zange todt extrahirt am 27. April, das Kind der ersteren am 25. März lebend geboren und ohne irgend eine Affection gezeigt zu haben, am 30. März gesund entlassen. Also auch von den 110 Wöchnerinnen, No. 241 bis 374, deren Entbindungen in die Zeit der Kinderendemie fiel, und deren Kinder nicht erkrankten, sind zwar 2 gestorben aber beide nicht an Infectionsprocessen, die eine ganz am Anfang, die andere gerade am Ende der Endemie, und ihre Erkrankung und ihr Tod kann mit der letzteren in gar keinen causalen Zusammenhang gebracht werden. Ueberhaupt muss der Gesundheitszustand der Wöchnerinnen im vergangenen und in diesem Jahr ein guter genannt werden, da nur No. 90 und 176 an Infectionsprocessen, und ebenso im Jahre 1878 nicht ganz 1 Proc. an Infection unterlag.

Erwähnenswerth ist nur, dass von August 1878 bis in den April 1879 eine Endemie von Pemphigus afebrilis contagiosus neonatorum in unserer Anstalt herrschte, die indess im Anfang März erloschen war und nur Ende März und Anfang April noch in einigen Fällen sich zeigte. Von den uns hier speciell interessirenden Kindern dagegen hat kein einziges Spuren von Pemphigus gehabt, während von den zugleich mit ihnen im Hause verpflegten die Nummern 248, 250, 252, 278, 283, 333 in geringem Grade daran erkrankt waren. Die Zahl der überhaupt in dem genannten Zeitraum von Pemphigus befallenen Kinder betrug weit über 100, aber nur ein einziges Kind ist von diesen gestorben, und zwar auch nur ein künstlich genährtes, welches nicht dem Pemphigus sondern einer Affection des Verdauungstractus unterlag. Ein Zusammenhang der so mörderischen Endemie mit jener von

Pemphigus konnte also auch nicht constatirt werden. Es hat aber die letztere wohl insofern Bedeutung als sie zeigt, dass gewisse Schädlichkeiten im Hause waren, deren Monate lange Existenz sich immer wieder an der Haut der Neugeborenen zeigte.

Wir kommen nun zu den einzelnen Krankheitsfällen und geben diese übersichtlich in einer Tabelle, deren Zusammenstellung nach den Journalen der Interne am hiesigen Institut Herr Dr. A. Hoffmann aus Darmstadt gütigst übernommen hat.

Namen, Alter, Stand.	Erst- oder Mehrgeb.	Geburtsverlauf. Wochenbett.	Fruchtbefunde.	Gestillt oder wie ernährt.	Erkrank. vor der letzten tödtlichen Krankh.	Tag der schweren Erkrank.
I. Rauchhut, 26 J., Köchin. Geburts-No. 241.	I.	Dauer 12½ Stunden. II S. L. 19. März, kleiner Dammriss, 2 Suturen. In partu 37,0, 37,2. Puerperium entbunden 19. März früh 3 h. 55. 3. Tag 39,8° C. Bad, Chinin, 5. Tag fieberfrei (24. März) entlassen 31. März 13. Tag.	Mädchen, 50 Cm., 2840 Grm. 9. 8. 12,5. 10. 32. Nabelschnur 46 Cm. Plac. 400. Erstere 1 Mal um Hals und Arm geschlungen. Kind nicht asphyctisch, breite Nähte.	Gestillt. Das Kind trank 7 Tage gut.	Keine.	27. März Morgens, nachdem es Tags vorher etwas icterisch ausgesehen. 8. bis 9. Tag.
II. Boehme, Auguste 24 J., Dienstmädchen. Geburts-No. 251.	II.	Dauer 5 St. 8 M. I. S. L. 21. März normal. Ein Theil der Eihäute hängt ziemlich fest, wird entfernt. Nach Geburt der Placenta ziemlich profuse Blutung, die bald auf heisse Injection steht. Temperatur nicht gemessen. Puerperium: fieberfrei (37,8°). 10. Tag entlassen. 31. März.	Mädchen, 50 Cm., 2950 Grm. 8½. 7½. 11¼. 12¼. 9. 33½. Nabelschnur 44 Cm. Placenta: 530. Grosse Fontanelle weit, linkes Scheitelbein unter das rechte geschoben. Mässige Kopfgeschwulst.	Gestillt. Das Kind trank 7 Tage gut.	Keine.	29. März Morgens, d. h. den 8. Tag.

Symptome.	Dauer der Krankheit	Sectionsbefund.
Am 27. März Morgens sah das Kind schläfrig aus; der Nabelschnurrest war am 25. März abgefallen, der Nabelring eiterte ein wenig, seine Umgebung war aber nicht entzündet. — Das Kind machte einen benommenen Eindruck. Gesicht cyanotisch, die Extremitäten zeigten convulsivische Bewegungen. Pupillen eng, Fontanelle eingesunken (Bad, Frottirungen). Am Tage erfolgte noch öfter galliges Erbrechen, Zittern der Augen, seitliche Rotirungen derselben, fortwährend floss zäher Speichel aus dem Munde. Am 28. März starb das Kind.	höchstens 48 Stunden.	Gastritis, Follicularschwellung im Darm, Icterus. 29. März. Gehirn zeigt nichts Abnormes; in den unteren Lappen der Lungen einzelne atelectatische Inseln, sonst lufthaltig; Herz normal; Leber gelbbraun, marmorirt, ziemlich fest, Gallengänge durchgängig; Milz normal gross, auffallend fest, schwarzroth homogen; Nieren normal, ohne Harnsäureinfarct; Magen enthält Luft, Schleimhaut grauroth, sammtartig gelockert, mit graurothem Schleim bedeckt; Mesenterialdrüsen und Lymphdrüsen an der kleinen Curvatur des Magens blutreich, vergrössert; im Ileum leichte Röthung der Schleimhaut, Follikel geröthet und geschwollen. Am Nabel ein halberbsengrosses, schorfbedecktes Geschwür, in der Vene kein flüssiges Blut, Arterie contrahirt, leer. Allgemeiner Icterus.
Bis zum 28. sah das Kind gut aus, trank gut und leerte regelmässig aus. Am 29. März Morgens trank das Kind plötzlich nicht mehr, wurde cyanotisch, bekam kühle Hände, schnellen Puls, Strabismus convergens und starken Speichelfluss. Therapie: Bad von 27° R., $^1/_3$ Spritze Aether. Am nämlichen Tage, Mittags 12 h. 15 † das Kind unter krampfhaften Erscheinungen. Icterus nicht vorhanden.	circa 6 Stunden.	Arteriitis umbilicalis. 31. März. Keine icterische Hautfärbung. Gehirn nichts Abnormes. Kehlkopf enthält feinschaumige Massen, ebenso Luftröhre. Visceralpleura einzelne punktförmige Hämorrhagien. Lungen etwas ödematös. Bronchialdrüsen etwas vergrössert. Herzbeutel 30 Grm. helles, klares Serum; unter dem Pericardium punktförmige Blutaustritte. Herzfleisch blassgrau. Leber sehr gross, gelbbraun, marmorirt, Fettgehalt vermehrt. Milz derb, fest, gleichmässig dunkelbraunroth. Nierenrinde geschwellt. Magen aufgetrieben, Schleimhaut geröthet, dicht und fein injicirt; ebenso Duodenum. Lymphdrüsen des Abdomens, besonders an der Wurzel des Mesenterium, vergrössert, blutreich. Dünndarmschleimhaut streifig und fleckig geröthet, Gruppen von punktförmigen Hämorrhagien. Peyer'sche Plaques vergrössert, geröthet, reticulirt. Blase enthält schwärzlichen Urin. Am Nabel ein halberbsengrosses, verschorftes Geschwür. Artt. umbil. zeigen $^1/_2$ Cm. unterhalb des Nabelrings knotige Auftreibung in Folge fester Infiltration der Gefässscheide. In d. r. Art. umb. ein puriformer, weicher, gelbweisser Pfropf. Ven. umb. eng, roth. dunkl. flüssiges Blut.

Namen, Alter, Stand.	Erst- oder Mehr-geb.	Geburts-verlauf. Wochenbett.	Frucht-befunde.	Gestillt oder wie ernährt.	Erkrank. vor der letzten tödtlichen Krankh.	Tag der schweren Erkrank.
III. Kraetzel, 18 J., Dienstmädchen. Geburts-No. 266.	I.	Dauer 49 Stunden. 26. März. II. S. L. normal. post part. 38,0°. Puerperium: Am 3. Tag plötzlich 40,0° und 108 P. Beide Brüste sehr schmerzhaft, objectiv nichts nachweisbar. Ther.: Bad von 27—22° R. 1,0 Chinin. Ol. Ricini. Darauf am 4. Tag Nachmittags vollkommenes Wohlbefinden. Kein Fieber. Entlassen den 5. April, 10. Tag.	Knabe, 50 Cm., 3300 Grm. 9. $7^1/_2$. 12. 13. $9^1/_4$. 36. Nabelschnur 75 Cm., 2 Mal um den Hals geschlungen. Nicht asphyctisch. Placenta 650 Grm.	Gestillt bis zum 4. Tag, obwohl die Mutter schon fieberte, dann abgesetzt (Chamillenthee) und am 5. Tag wieder angelegt, da die Mutter wieder fieberfrei war.	Keine.	30. März Morgens, d. h. den 4. Tag.
IV. Heinze, 25 J., Schuhmachersfrau. Geburts-No. 260.	I.	Dauer 17 Stunden. 25. März. I. S. L. normal. Ein Eihautstrang muss gelöst werden, eine gleichzeitig auftretende Blutung steht auf Heiss-	Mädchen schreiend, 50,5 Cm., 3320 Grm. 9. 8. 12. $13^1/_2$. 9. $34^1/_2$. Nabelschnur nicht umschlungen 56 Cm. Placenta: 560 Grm.	Gestillt, das Kind trank 8 Tage an der Brust, musste dann wegen Fieber der Mutter abgesetzt werden.	Am 2. Tag leichte, bald geheilte Conjunctivitis links.	Am 30. März, d. h. am 6. Tage.

Symptome.	Dauer der Krankheit	Sectionsbefund.
Bis zum 30. März war das Kind vollständig gesund. Am 29. März Nachmittags hat es noch an der fiebernden Mutter getrunken, am 30. März Morgens traten Krämpfe auf, es wird abgesetzt und erhält wegen Verstopfung ein Clysma. Die Convulsionen dauern Nachmittags fort, da es nicht trinkt, wird Chamillenthee eingeflösst. Clysma. Den 31. März leert es aus und kann wieder angelegt werden. $^1/_2$ Tropf. Tinct. opii. Befinden hierauf besser. 1. April, Kind schläft ruhig, Nachmittags wieder Convulsionen, trinkt fast gar nicht. 2. April. Schläft ruhig, Zuckungen noch vorhanden, verdreht die Augen, trinkt kaum. Tinct. Opii $^1/_2$ Tr. Abends ruhiger. 3. April. Trinkt gut, verdreht die Augen. 4. April. Nicht getrunken, nicht ausgeleert. Sehr unruhig. $^1/_2$ Tr. Tinct. Opii. 5. April. Trinkt, schläft, leert aus, Nabel eitert. Befinden im Allgemeinen besser. Zuckungen fast verschwunden. Entlassen.	gebessert entlassen am 5. April, d. h. dem 7. Krankheitstage.	
Am 30. März wird bemerkt, dass der Nabel entzündet ist und übelriechender Eiter abgesondert wird. Salicylpulvereinstreuung. Am 31. März 2 Mal Blutabgang aus dem After, was sich am 1. April 1 Mal wiederholt. Kühles Clysma. Am 2. April trinkt es gut, leert aus, ist jedoch unruhig, schläft nur wenig	krank entlassen am 5. April, d. h. dem 7. Krankheitstage.	

Namen, Alter, Stand.	Erst- oder Mehr-geb.	Geburts-verlauf. Wochenbett.	Frucht-befunde.	Gestillt oder wie ernährt.	Erkrank. vor der letzten tödtlichen Krankh.	Tag der schweren Erkrank.
		wasserinjection. Dammriss, 2 Suturen. post part. 38,7°. Puerperium: Pat. stammt aus phthisischer Familie, hat rechts unten Infiltration d. Lungen und verbreiteten Lungenkatarrh. Am 3. Tag vorübergehend übelriechende Lochien. Fieber bis zu 40,3°, erhält Chinin, Carbolausspülung Entlassen am 12. Tag den 5. April in ziemlich gutem Zustande.				
V. u. VI. Boehme, Anna, 21 J., Schuhmachersfrau. Geburts-No. 262.	I.	Dauer $29^{1}/_{2}$ Stunden. 25. März. Zwillinge. a. 1. Steisslage, Extraction wegen Vorfall der nicht pulsirenden Nabelschnur. b. 2. Steisslage, ebenfalls extrahirt. Starke Nachblutung: Ergotin, Heisswasser-Injection. Uterus	a. Knabe, 49 Cm., 2870 Grm. $9^{1}/_{2}$.$8^{1}/_{2}$.$11^{1}/_{2}$. 13. 9. $33^{1}/_{2}$. Nabelschnur: vorgefallen 51 Cm. Gemeinsame Placenta: 1050.	Wegen Anämie der Mutter künstlich genährt.	Am 5. Tage leichte Conjunctivitis links, die sich bald bessert.	Am 3. April, also am 10. Tage.

Symptome.	Dauer der Krankheit	Sectionsbefund.
u. zuckt mit den Armen und verdreht den Kopf. Abends ist es verstopft, wird künstlich ernährt. 3. April Trinkt es, leert aus. Soor. Abends bekommt es Krämpfe, die auf $^1/_2$ Tr. Tinct. Opii nur vorübergehend nachlassen. Warmes Bad. 4. April. Sehr unruhig, schreit mitunter laut auf, verdreht die Augen und wird dyspnoisch. Nach einem Bad um 3 h. 30 früh wird es ruhiger. Aetherinjection, Chamillenclysma. Abends wird es wieder unruhiger und verdreht die Augen wieder. Aetherinjection. Warmes Bad. 5. April, hat ruhig geschlafen, trinkt, leert aus, ist jedoch cyanotisch. Aether. Bad. Wird krank entlassen.		
Nachdem der Nabel am 1. April abgefallen war, eiterte derselbe, das Kind schläft nicht mehr gut, hat Soor. In der Nacht vom 2.—3. April war es wieder besser geworden, bis es am Vormittag des 3. April plötzlich schwer erkrankte. Es zuckt mit den Händen, liegt apathisch da, u. trinkt nicht mehr. Auf Aetherinjection reagirt es wieder. Bad. Das Kind wird wieder ruhig, verdreht die Augen, Dyspnoe, Cyanose † Nachmittags um 4 h. 30.	circa 8 Stunden.	5. April. Pia mater sulzig getrübt: an der Convexität vermehrtes Serum. In den Lungen kleine atelectatische Stellen. Am Pericardium einzelne punktförmige Hämorrhagien, Herzfleisch dunkelgrauroth. Leber mässig gross, blutarm, bräunlichgelb. Milz sehr fest, dunkelbraunroth, 10 Grm. Magen aufgetrieben, blutig gefärbter Inhalt. Mesenterialdrüsen dunkelroth, vergrössert. Dünndarmschleimhaut geröthet, geschwollen. Peyer'sche Plaques stärker hervortretend. Urin trübe, mit viel Epithelien. Nabel fast ganz geschlossen. Vene enthält flüssiges Blut, Arterie feste Thromben.

Namen, Alter, Stand.	Erst- oder Mehr-geb.	Geburts-verlauf. Wochenbett.	Frucht-befunde.	Gestillt oder wie ernährt.	Erkrank. vor der letzten tödtlichen Krankh.	Tag der schweren Erkrank.
		contrahirt sich schlecht. p. p. 37,5°. Puerperium: Leib u. Brüste sind empfindlich. Psychisch sehr aufgeregt, am 8. Tage Weinkrämpfe, delirirt. Bessert sich bald. Fiebert bis zu 40,5 5. Tag. Erhält Bäder u. Chinin. Entlassen gesund am 12. Tag, am 7. April.	b. Knabe, 48 Cm., 2640 Grm. $9^1/_2$. $8^1/_2$. 11. $12^3/_4$. $9^1/_4$. 33. Nabelschnur: 50 Cm., nicht umschlungen.	Wegen Anämie der Mutter künstlich genährt.	Am 8. Tage Conjunctivitis, nach 2 Tagen wieder gut.	Am 3. April, also am 10. Tage
VII. Zenker, 36 J., Weberin. Geburts-No. 269.	IV.	Dauer 6 St. 40 M. I. S. L. normal. p. part. 37°. Puerperium: völlig fieberfrei, normal.	Knabe, 47 Cm., 2550 Grm. 9. 8. 11. 12. 9. $33^1/_2$. Nabelschnur: nicht umschlungen, 44 Cm. Placenta: 480 Grm.	Gestillt, das Kind trank 4 Tage gut.	Keine.	Am 3. April Abends, also am 7. Tage.
VIII. Hummel, 24 J., Dienstmädchen. Geburts-No. 268.	I.	Dauer $12^1/_2$ Stunden. 28. März. II. S. L. Geburt erfolgte auf dem Wege zum Gebärsaal. Unbedeutender	Knabe, 50,5 Cm., 3250 Grm. 9. $8^1/_4$. 12. 13. $9^1/_2$. 36. Nabelschnur: 68 Cm. Placenta: 550 Grm.	Gestillt, das Kind trank 8 Tage ganz gut.	Am 3. Tage rothfleckiger Hautausschlag, der am 4. Tage wieder	5. April Abends, also am 9. Tag.

Symptome.	Dauer der Krankheit	Sectionsbefund.
Nach dem der Nabel am 1. April trocken abgefallen war, erkrankte das Kind am 3. April um Mittag herum plötzlich, hohe Dyspnoe und Cyanose, Einziehung d. Epigastrium, Bronchialrasseln. Um 3 h. und 6 h. Nachmittags erhält es noch je 1/8 Spritze Aether. Um 3 h. reagirt es noch, blickt unruhig umher. † 7 h. Abends.	circa 7 Stunden.	5. April. Pia mater sulzig, ödematös. An der Pleura visceralis vereinzelte punktförmige Hämorrhagien. Lungengewebe mässig ödematös. Am Pericard. viscer. einzelne punktförmige Ecchymosen, welche sich zum Theil in das Herzfleisch hinein streifig fortsetzen. Leber etwas gelblich, fettreich, weich. Milz sehr fest, schwarzroth, homogen, von glatter Schnittfläche. Nierenrinde breit, düster graubräunlich, Pyramiden schwarzbräunlich. Magenschleimhaut dunkelbraunroth, locker. Drüsen der Bauchhöhle mehr weniger geschwollen, blutreich. Im Jejunum und ob. Theil d. Ileum fleckige und streifige Röthung und Schwellung der Mucosa, an mehreren Stellen treten runde, sehr feine Hämorrhagien über grosse Strecken in dichten Gruppen hervor. Plaques deutlich hervortretend, meist geröthet, kl. Hämorrhag. Dickdarm dunkel geröthet. Schwärzlichgrüner Urin. Am Nabel ausser einer kl. Oeffnung nichts Besonderes.
Bis zum 3. April Abends trinkt das Kind gut und befindet sich völlig wohl. Am 2. April ist der Nabel etwas eiternd, er wird mit Carbolläppchen umwickelt. Am Abend des 3. April trinkt das Kind plötzlich nicht mehr, es ist matt und apathisch. dieser Zustand dauert bis zum 4. April Morgens 4 h., zu welcher Zeit das Kind ein Bad bekommt und kurz nachher unter krampfhaften Zuckungen stirbt. Cyanose.	circa 12 Stunden.	5. April. Gastritis. Petechien am Herzbeutel. Fettleber. Hirnhäute blutreich. Lungen zeigen in den Unterlappen etwas verminderten Luftgehalt. Am Pericardium viscerale einige punktförmige Hämorrhagien. Leber graugelblich, weich, fettig infiltrirt, dunkle Galle. Milz mässig blutreich. Nieren blutreich, bes. in den Pyramiden. In der Magenmucosa einige punktförmige bräunliche Flecken. Dünndarmmucosa blass; einzelne Plaques geschwollen. Dickdarm enthält etwas bräunlichen Schleim. Am Nabel noch eine halblinsengrosse, schorfbedeckte Stelle, in d. Ven. umbil. ein lockeres Gerinnsel. Art. umb. feste Thromben.
Am 2. April eitert der Nabel etwas, ders. wird in Carbolläppchen gewickelt; am 4. April fällt der Nabel ab und am 5. April ist der Nabel fast trocken. Am 5. April Abends schwillt die Unterlippe des Kindes an, das Kind trinkt	circa 12 Stunden.	7. April. Intensiver Magen-Darmkatarrh. Hochgradige Hyperämie der Hirnhäute. Ecchymosen der Pleura und Leberkapsel. Hirnhäute lebhaft injicirt. Unter d. Pleura visceral. zahlreiche, feinpunktige Haemorrhagien; ebenso unter dem Pericard. viscerale, letztere setzen sich z. Th. streifig in das graurothe Herzfleisch fort. Unter d. Leberkapsel feine Gefässinjection und punktförmige

Namen, Alter, Stand.	Erst- oder Mehrgeb.	Geburtsverlauf. Wochenbett.	Fruchtbefunde.	Gestillt oder wie ernährt.	Erkrank. vor der letzten tödtlichen Krankh.	Tag der schweren Erkrank.
		Blutverlust. p. p. 37,0°. Puerperium: Keine Erkrankung, höchste Temperatur 38,2° am 4. Tag. Entlassen gesund am 10. Tag, den 7. April.			verschwand.	
IX. Neumann, 24 J., Dienstmädchen. Geburts-No. 264.	II.	Dauer: 7 Stunden. I. S.L. normal. p. p. 37,0°. Puerperium: Am 9. Tage Nachmittags plötzlich heftige Leibschmerzen, Abdomen hervorgewölbt. 39,8°. Erhält Chinin und Eisbeutel, nach 2 Tagen wieder fieberfrei. Entlassen am 15. Tag; 9. April.	Knabe, 49,5 Cm., 3200 Grm. 9½. 9. 12. 13. 9/2. 35. Nabelschnur: 57 Cm. Placenta: 550 Grm.	Gestillt, Kind trank 10 Tage völlig gut.	Am 3. Tage beginnt am rechten Auge eine Conjunctivitis mit eitrigem Secret. Diese Blennorrhoe ist nach 7 Tagen fast völlig gebessert. Ther.: Einträufelung, Eis, Aetzen.	6. April Morgens, also am 12. Tage.
X. Barmann, 37 J., Maurersfrau. Geburts-No. 287.	V.	Dauer: 55½ Stunden. 2. April. I. S.L. normal. Ein Eihautstrang ist fester verwachsen. Wegen mässigem Blutverlust Ergotin und Heisswasser-Injection. p. p. 37,0°.	Mädchen, 48,5 Cm. 2920 Grm. 9. 8. 11½. 12½. 9½. 35½. Nabelschnur: 49 Cm. Placenta: 410 Grm.	Gestillt, Kind trank 6 Tage gut.	Keine.	6. April Nachmittags 3 h. 30 m., also am 4. Tage.

Symptome.	Dauer der Krankheit	Sectionsbefund.
nicht. Am 6. April um 3 h. Morgens bekommt das Kind Krämpfe, wird gebadet. 4 h. Aetherinjection, Chamillenklysma. Das Kind wird immer kühler und † um 8 h. 30 m. Morgens.		Hämorrhagien in grosser Zahl. Leber fest, blassgelb-blassbraun marmorirt. Milz gerunzelt, sehr fest, dunkelbraunroth, 15 Grm. Nierenpyramiden dunkel. Magen aufgetrieben, Schleimhaut dunkelroth, feine Hämorrhag. Mesenterialdrüsen aufs Doppelte geschwellt, dunkelgeröthet. Dünndarmserosa, stark injicirt, geröthet, Mucosa mit Gruppen von Hämorrhagien, überall geröthet. Follikel geschwellt. Bräunlich gefärbter, flockiger Urin (Epithel und Urate). Nabel geschlossen, Ven. u. Art. umbil. enthält ein lockeres, dunkles Leichengerinnsel.
Der Nabel fiel am 4. April trocken ab. Seit dem 2. April ist das Kind leicht icterisch, trinkt gut und leert regelmässig aus. Am 6. April Morgens hat sich der Zustand des Kindes wesentlich verschlimmert, es trinkt nicht und leert nicht aus. Der Icterus hat plötzlich sehr an Intensität zugenommen und ist am Abend des 6. April sehr stark. Das Kind ist fast ruhig. Am 7. April leert das Kind wieder aus, wird jedoch cyanotisch und † unter krampfartigen Erscheinungen am 7. April. Nachmittags 2 h. 15 M.	circa 32 Stunden.	9. April. Icterus petechialis. Tieficterische Färbung der Haut und der Conjunct. und fast aller übrigen Organe. Hirnhäute lebhaft injicirt. Gehirnsubstanz auffallend weich. An der Pleura visceralis feinpunktförmige, zerstreute Hämorrhagien. Im Herzbeutel 30 Grm. gelben Serums. Am Pericard. viscer. reichliche punktförmige bis halberbsengrosse Blutaustritte. Herzfleisch blaugelbbräunlich, sehr fest. Darmserosa dunkelgeröthet. Leber gross, braungelb, fettreich. Milz vergrössert, fest, schwarzroth. Nierenrinde gelbbräunlich verbreitert, Pyramiden schwarzbraun. Magen aufgetrieben; Schleimhaut locker, am Fundus geröthet. Mesenterialdrüsen sehr vergrössert, gelblich. Darmschleimhaut locker, vereinzelte punktförmige Hämorrhagien im Ileum, Hervortreten der reticulirt aussehenden Plaques. Urin bräunlichgrün (Gallenfarbstoffe). Am Nabel nichts Abnormes.
Der Nabel eitert seit d. 5. April, wird mit Salicylpulv. bestreut. Am 7. April Nachmittags 3 h. 30 M. bekommt das Kind plötzlich Krämpfe in den Extremitäten und wird dabei cyanotisch. Nach 10 Minuten beruhigt es sich wieder vollständig und befindet sich wieder wohl bis zum 8. April, Abends 6 h., seit welcher Zeit es nicht mehr trinkt. Es ist ruhig, liegt apathisch da,	$65^1/_2$ Stunden.	11. April. Icterus. Oedem der Hirnhäute. Subpericardiale und pleurale Hämorrhagien. Fettdegeneration der Leber. Hämorrh. d. r. Niere. Gastroenteritis hämorrhagica. Gesichtshaut stark gelblich; übrige Haut violett mit blassgelblichen Flecken. Hirnhäute ödematös. Visceralpleura mit punktförm. Hämorrhagien besetzt. In den Lungen treten schwarzrothe derbere Inseln gegen das hellbraunrothe Gewebe hervor, bes. gross in den Unterlappen. Peric. viscer. feinstreif. Hämorrh. Leber fettig degenerirt. Milz gross, schwarzroth, sehr fest, 11 Grm. In der Niere Hämorrhagien. Magen geröthet, feine Gefässinjection. Duodenum blass. Mesen-

Namen, Alter, Stand.	Erst- oder Mehr-geb.	Geburts-verlauf. Wochenbett.	Frucht-befunde.	Gestillt oder wie ernährt.	Erkrank. vor der letzten tödtlichen Krankh.	Tag der schweren Erkrank.
		Puerperium: Am 3. Tag fiebert Wöchnerin (39,2°), verdächtige, weissl. belegte Stelle an d. l. Nymphe, Parametr. schmerzhaft, bessert sich bald (Chinin, Liqu. ferri, Jodpinselung, Eis). Höchste Temp. 40,0°. Am 8. Tag Befinden gut. Entlassen auf Wunsch am 11. April, 9. Tag.				
XI. Teuscher, 28 J., Dienstmädchen. Geburts-No. 297.	II.	Dauer: 34 Stunden. 5. April. II. S. L. Wegen Wehenschwäche, Abgang v. Meconium, Sinken d. Herztöne. Forceps: Dammriss v. 3 Cm. mit 4 Suturen vereinigt. Temp. nicht gemessen. Puerperium: Am 6. Tage 39,5; Chinin. Lochialsecret übelriechend. Nach 3 Tagen fieberfrei, wohl. Höchste	Mädchen, nicht asphyktisch. 51¼ Cm. 3710 Grm. 9¼. 8. 12½. 13¼. 10. 35. Zangeneindrücke links. Rechts leichte Facialisparese. Nabelschnur: 61 Cm. Placenta: 650 Grm.	Gestillt, Kind trank 3 Tage gut.	Keine.	8. April Mittags, also am 4. Tage.

Symptome.	Dauer der Krankheit	Sectionsbefund.
Convulsionen treten kaum mehr auf. Nabel eitert. Ther.: Essigklystier. Calomel 0,001 3 × täglich. In der Nacht vom 9. April z. 10. April treten starke Krämpfe auf, die Hände sind geballt, kühl, Beine angezogen. Athmung schwer, schnell. Zeitweise Contractionen der Mm. frontales. Augen in zitternder Bewegung. Starker Icterus. Icterisch gefärbter Schaum tritt vor den Mund. Cyanose. † den 10. April früh 9 h.		terialdrüssen sehr vergrössert. Dünndarm äusserlich dunkelgrauroth gefärbt; Mucosa dunkelroth, dichte feinpunktförm. Hämorrh. auf d. Oberfl. d. Peyer'schen Plaques, reichl. trüb bräunlicher Inhalt; dieselben s. vergrössert, von einem geschwollenen Wall umgeben, der s. scharf geg. d. injicirte Centrum absetzt. Einzelne Plaques Follikelschwellung ohne Injection. Dickdarm: oberes Ende blass, unteres geröthet. Am Nabel halblinsengrosse Oeffnung, sonst normal. Mikroskopisch: Weisse Blutkörperchen stark vermehrt. Magen- und Darminhalt viele feinkörnige Bakterienballen und Stäbchen. Leberzellen hochgradig verfettet. Herzfleisch mit feinst. Körnchen durchsetzt, Querstreifung noch deutlich.
Am 8. April wird am Kind eine schwach icterische Färbung bemerkt. Nachmittags erbricht es die getrunkene Milch und ist sehr unruhig. Bad. Am 9. April ist das Kind wieder ruhiger, trinkt, leert aus, seine Extremitäten sind jedoch in krampfhaften Zusammenziehungen. Der Nabel eitert. Carbolläppchen. Am 10. April Morgens sieht das Kind besser aus: am Nachmittag jedoch ist der Icterus stärker, es ballt die Hände, kann nur mit Anstrengung schreien. Trinkt, leert aus. Essigklystier. Am 11. April Icterus sehr stark. Nabel eitert. Kind ist ruhiger, trinkt. Nachmittags trinkt es nicht mehr; Lippen cyanotisch,	$4^1/_2$ Tage.	14. April. Hochgradiger Icterus. Nabeleiterung. Vereinzelte Petechien am Herzen. Starker Milztumor. Schwärzl. Infarcte der Nierenpyramiden. Follikelschwellung im Darm. Citrongelbe Hautfärbung. Pia ödematös. Peric. viscer. punktförmig. Hämorrhag., im Herzfleisch keine. Leber bräunlichgelb marmorirt, weich. Milz vergrössert, sehr fest, derb, schwarzroth. In den Nierenpyramiden zahlreiche, feine schwarze Streifen. Magen aufgetrieben, Schleimhaut gelblich. Bauchlymphdrüsen geschwollen, gelblich. Darmschleimhaut nur an einzelnen Stellen fleckig geröthet. Im Ileum treten d. Plaques als gelbliche Platten mit feinreticulirter Oberfläche hervor. Ganz einzelne punktförm. Hämorrhag. Dickdarmmucosa blaugrünroth, locker. Harnblase dunkler, trüber Urin. Am Nabel halblinsengrosse Ulceration, am Nabelring derbe Infiltration d. Bindegewebes. In d. Art. umb. etwas Eiter; unterhalb ein fester Thrombus. Mikroskopisch: Im Blut starke Vermehrung d. weiss. Blutkörp., Leberzellen fettig degenerirt.

Namen, Alter, Stand.	Erst- oder Mehr-geb.	Geburts-verlauf. Wochenbett.	Frucht-befunde.	Gestillt oder wie ernährt.	Erkrank. vor der letzten tödtlichen Krankh.	Tag der schweren Erkrank.
		Temp. 39,8. Entlassen am 14. April, 10. Tag.				
XII. Walther, 25 J., Dienstmädchen. Geburts-No. 290.	II.	Dauer: 14 Stunden. 3. April. I. S. L. 2 Cm. langer Dammriss, 3 Suturen. Ein Theil der Placenta löst sich schwer, etwas reichliche Blutung: Ergotin. p. p. 37,8°. Puerperium: Condylomata lata ad anum et vulvam. Am 2. Tage Fieber 40,3°, rechtes Parametr. schmerzhaft. Am 4. Tage fieberfrei; höchste Temp. 40,3. Ther.: Jodpinselung, Digitalis, Chinin, Ausspülung. Entlassen am 13. April, 10. Tag.	Knabe, nicht asphyktisch. 53 Cm. 3950 Grm. 10. 8½. 12. 14. 9½. 34. Hühnereigrosse Kopfgeschwulst am rechten Scheitelbein. Nabelschnur: 76 Cm. umschlungen. Placenta: 720 Grm.	Künstlich ernährt wegen Lues der Mutter. Schweizermilch.	Keine Zeichen von Lues congenita.	8. April, also am 6. Tag.
XIII. Haendel, 25 J., Dienstmädchen.	I.	Dauer: ? 5. April. I.S.L. Dammriss mit 2 Su-	Mädchen, 51 Cm. 3700 Grm.	Gestillt.	Keine.	8. April, also am 4. Tag.

Symptome.	Dauer der Krankheit	Sectionsbefund.
keine Convulsionen, Athmung frequent, stöhnend. Am 12. April Kd. ruhig., sehr schwach, bekommt etwas Thee eingeflösst, leert reichlich aus, † in der Nacht vom 12. z. 13. April um 12 h.		
Das Kind, welches bisher abgesehen von geringer Nabeleiterung vollständig gesund war, fällt am 8. April durch seine grosse Unruhe auf; der Nabel eitert noch (Carbolläppchen), es trinkt, leert aus. Am 9. April zeigt es leichten Icterus und an den Extremitäten treten Convulsionen auf. Am 10. April Morgens 6 h. erfolgt der Tod unter Convulsionen.	circa 24 Stunden.	10. April. Andeutung von Icterus. Hirnhyperämie. Subpericardiale und musculäre Hämorrhag. am Herzen. Petechien an Pleura und Peritoneum. Nierenschwellung. Haut schwach gelblich. Gross- und Kleinhirn düstergrauroth mit reichlichen Gefässpunkten. An d. Pleur. visceral. reichl. punktförm. Hämorrh. über alle Lappen. Am Pericard sehr reichliche, den Coronargefässen blattartig aufsitzende, sich vorwölbende, schwarzrothe Hämorrhag., welche sich in das Herzfleisch hinein streifig fortsetzen. Am Perit. pariet. einzelne hämorrhag. Flecken. Darmserosa etwas geröthet. Leber sehr vergrössert, derb, blassbraunroth, ödematös. Milz 18 Grm., derb, schwarzroth. Nieren gross, fest, Rinde dunkelgrauroth, verbreitert. Magen aufgetrieben, Mucosa dunkelgeröthet, feine Injection. Mesenterialdrüsen geschwollen fest, blassroth. Dünndarm mässig geröthet, über den Plaques mässige Injection, feinste Hämorrhag. Plaques hervorragend ausgedehnt. Dickdarmmucosa geröthet. Harnblase mit schwärzlich grünlichem Urin. Unter dem Periost der Wirbelsäule reichliche Hämorrhag., Oedem des Bindegewebes. Rückenmarkshäute mässig blutreich, Rückenmark zieml. fest, blass. Mikroskopisch: Blut: farblose Zellen sehr gross, stark körnig, im Plasma einzelne feinste Körnchen. Im Magen und Darm: desquamirte, körnige Epithelien, reichliche feinpunktirte Bakterienballen und Stäbchenbakterien. Leberzellen fettig entartet. Herzmuskeln wie feinbestaubt, Faserung erhalten. Im Urin: harns. Ammoniak, keine Gallenfarbstoffreaction, — (Nabel fast völlig geschlossen, Gefässe normal). —
Nachdem das Kind vorher ganz gesund war (ausser geringer Nabeleiterung), erbricht es am 8. April	Nach 6 Tagen geheilt	

Namen, Alter, Stand.	Erst- oder Mehr-geb.	Geburts-verlauf. Wochenbett.	Frucht-befund.	Gestillt oder wie ernährt.	Erkrank. vor der letzten schweren Krankh.	Tag der schweren Erkrank.
Geburts-No. 295.		turen vereinigt. in part. 37,5°. Puerperium: Im Ganzen normal. Fissuren der Warzen. Höchste Temperatur 38,4°. Erhielt 1 Mal $^1/_2$ Grm. Chinin. Auf die Brust Umschläge von Aqua Plumbi. Entlassen den 14. April, 10. Tag.	9. 8. 12. 13. 9. 34. Nabelschnur: 63 Cm. nicht umschlungen. Placenta: 500 Grm.			
XIV. Buschner, 29 J., Lackirersfrau. Geburts-No. 292.	V.	Dauer: 5 St. 20 Min. 4. April. I.S.L. normal. MässigeNachblutung: Ergotin. p. p. 36,9°. Puerperium: normal(37,3°). Entlassen den 12. April, 9. Tag.	Mädchen, 51 Cm., 3480 Grm. 9. 8. 11$^1/_2$. 12$^1/_2$ 9$^1/_2$. 34. Nabelschnur: 51 Cm., nicht umschlungen. Placenta: 700 Grm.	Gestillt, trinkt bis zum 5. Tage gut.	Keine.	8. April Nachts 11h. 30m. also am 5. Tage

Symptome.	Dauer der Krankheit	Sectionsbefund.
mehrmals, starker Icterus. Trinkt gut. Essigklystier. Bis zum 10. April Morgens lässt das Erbrechen nach, Nachmittags jedoch liegt das Kind apathisch da, Bulbi nach abwärts gezogen, mässig starke Krämpfe in den Extremitäten. Essigklystier. 11. April keine Krämpfe mehr, Kind liegt apathisch mit offenen Augen da, hat schwarze Ausleerung gehabt, auch erbricht es. Essigklystier. 12. April Nachts unruhig, trinkt regelmässig, aus d. After entleert sich eine dunkelgelbbraune, schaumige Masse. Das allgemeine Aussehen hat sich gebessert. Temp. im Rectum 37,7°. Keine Cyanose. Abends Befinden besser. Alle Symptome treten zurück, der Icterus verschwindet, das Kind wird munter, so dass es am 14. April völlig gesund entlassen werden kann.	entlassen.	
Abgesehen davon, dass der Nabel seit dem 6. April stark eiterte (Salicylpulver), war das Kind ganz gesund, trank gut und leerte regelmässig aus. Am 8. April Nachts $11^1/_2$ h. bekommt das Kind plötzlich Krämpfe, Leibschmerzen und ist überhaupt sehr unruhig. Ther.: Bad. Aether. Am 9. April Morgens ist das Kind stark dyspnoisch, cyanotisch und trinkt nicht, leert jedoch aus. Morgens 8 h. 30 m. erfolgte der Tod.	9 Stunden.	9. April. Andeutung von Icterus. Hochgradige Hyperämie des Gehirns und seiner Häute. Einzelne subpericardiale Hämorrhagien. Gastro-enteritis. Hautfarbe blassgrau, livid, nur an den Augenliedern Stich in's Gelbliche. Pia lebhaft injicirt, im Innern des Gehirns reichliche feine Gefässstreifen. Rückenmark etwas hyperämisch die graue Subst. Pericard. visceral. dunkelcyanotisch gefärbt, einzelne punktförm. Hämorrhag. Herzfleisch dunkelgrauroth. Darmserosa dunkelgeröthet. Leber marmorirt (blassbräunliche Stellen in rothem Gewebe), fetthaltig. Milz 10, derb, schwarzroth. Magen aufgetrieben, Schleimhaut blassroth, an einzelnen Stellen injicirt. Mesenterialdrüsen hyperämisch geschwollen. Dünndarm in seiner ganzen Länge contrahirt;

Namen, Alter, Stand.	Erst- oder Mehrgeb.	Geburtsverlauf. Wochenbett.	Fruchtbefunde.	Gestillt oder wie ernährt.	Erkrank. vor der letzten tödtlichen Krankh.	Tag der schweren Erkrank.
XV. Mücke, 34. J., Krankenwärtersfrau. Geburts-No. 288.	VI.	Dauer: 12 St. 20 Min. 3. April. II. S. L. normal. p. p. 37,0°. Puerperium: normal (37,6°), fieberlos. Entlassen den 11. April, der 9. Tag.	Mädchen, 47 Cm., 2090 Grm. 10. 8½. 11. 13½. 10. 32. Nabelschnur: 61 Cm., nicht umschlungen. Placenta: 550.	Gestillt ½ Tag. Dann künstlich genährt mit Schweizermilch.	Keine.	8./9. April um 12 h. Nachts, also am 6. Tag.
XVI. Koehler, 22 J., Schmiedsfrau. Geburts-No. 300.	I.	Dauer: 13 St. 35 Min. 5. April. II. S. L. Nach Ausstossung der Placenta und der etwas adhärenten Eihäute mässige Blutung	Knabe, 48 Cm., 2810 Grm. 8½. 7. 11½. 14. 9. 31. Nabelschnur: 71 Cm. 3 Mal um den Hals geschlungen.	Gestillt, trank 4 Tage gut.	Keine.	9. April Morgens nach dem Bade, also am 5. Tage.

Symptome.	Dauer der Krankheit	Sectionsbefund.
		Schleimhaut streifig und fleckig geröthet (Streifen in der Längsachse), Ecchymosen fehlen. Dickdarmschleimhaut dunkelgeröthet. Harnblase enthält wenig hellen Urin. Uterusserosa hyperämisch. Am Nabel eine halblinsengrosse, schorfbedeckte Stelle. Mikroskopisch: Im Magen- und Darminhalt reichliche, desquamirte, von feinen Körnchen besetzte Epithelien und reichliche Ballen von Kugelbakterien, isolirte Stäbchenbakterien. Leberzellen hochgradig fettig degenerirt. Herzfleisch fein körnig bestäubt.
Nachdem seit d. 5. April der Nabel etwas eiterte (Carbolläppchen), wird das Kind am 8. April plötzlich icterisch. In der Nacht vom 8./9. April ist das Kd. sehr unruhig, trinkt nur ganz wenig und an den Extremitäten treten Convulsionen auf. Der Nabel eitert fort. Salicylpulver. Calomel 0,001 3 × täglich. Nachmittags am 9. April athmet das Kind sehr schwer, beschleunigt, sonst wie heute Morgen. Essigklystier. Senfteig. In der Nacht vom 9./10. April stirbt das Kind unter starken Krämpfen (der Schaum trat ihm zum Munde heraus) um 12 h.	24 Stunden.	10. April. Andeutung von Icterus. Oedem der weichen Hirnhäute. Hämorrhagien im Periost der Wirbelsäule. Subpericardiale Hämorrhagien. Hyperämie des Darmtractus. Pia mater an d. Basis sulzig getrübt, Gefässe bis in die feineren Aeste injicirt. Am Pericard. visceral. einzelne bis senfkorngrosse Hämorrh. Leber dunkelgrauroth, ziemlich weich. Milz 5,0 Grm., dunkelbraunroth, Schnittfl. glatt, Nieren im Mark dunkelgeröthet. Magen aufgetrieben, gleichmässig geröthet. Mesenterialdrüsen hyperämisch geschwellt. Dünndarmschleimhaut ziemlich stark geröthet. Dickdarm contrahirt, Schleimhaut dunkelgeröthet. Peyer'sche Plaques geröthet, fein reticulirt, geschwollen. Harnblase roth, grünlichschwarzen Urin. Sulzig-hämorrhagische Infiltration des Periosts des Wirbelkanals. Mässige Hyperämie d. Pia. Am Nabel stecknadelkopfgrosse Oeffnung; sonst normal. Mikroskopisch: Blut: Vermehr. der w. Blutkörp. Scharfkernige Beschaffenheit d. farbl. Zellen. Im Plasma einzelne feinste lebhaft bewegte Körnchen. Leberzellen: Fetttröpchen. Herzmuskeln quergestreift, deutlich. Im Magen und Darm desquamirtes Epithel, reichliche Körnchenballen.
Seit dem 7. April eitert der Nabel etwas. Nach dem Bade am 9. April erkrankte das Kind plötzlich; es ist icterisch, trinkt nicht mehr gut, ist unruhig und zeigt an den Extremitäten Convulsionen. Nachm. hat sich der Zustand verschlimmert, die am Mor-	26 Stunden.	10. April, 3 Stunden post mort. Icterus. Hämorrhagien am Pericard, der Pleur. pulmon., im Herzfleisch, im inneren Periost des Wirbelkanals. Contraction des Darms, enorme Hyperämie und gruppenweise Hämorrhagien. Fettleber. Oedem der Hirnhäute. Haut intensiv icterisch, Pia sulzig ödematös. Pleur. visceralis mit punktförm. Hämorrh. Lungen ödematös. Am Pericard. visceral. zahlreiche

Namen, Alter, Stand.	Erst- oder Mehr-geb.	Geburts-verlauf. Wochenbett.	Frucht-befunde.	Gestillt oder wie ernährtt.	Erkrank. vor der letzten tödtlichen Krankh.	Tag der schweren Erkrank.
		(Ergotin, Heisswasser-injection.) p. p. 37,3°. Puerperium: normal(38,0°), erhält einmal prophylactisch 0,5 Chinin. Entlassen den 14. April, 9. Tag.	(Kind cyanotisch, doch sofort schreiend.) Placenta: 600.			
XVII. Stenzel, 31 J., Schlossers-ehefrau.	VI.	Dauer: 12 Stunden. 3. April. I. S. L. normal. p. p. 37,0°.	Mädchen, sofort schreiend. 47 Cm. 2720 Grm.	Künstlich ernährt, Schweizer-milch.	Keine.	9. April, Vormittags, also am 7. Tage.

Symptome.	Dauer der Krankheit	Sectionsbefund.
gen beobachteten Erscheinungen treten stärker hervor. Essigklystier. Am 10. April Morg. 7 h. 30 folgender Status: Haut fahlgelb, cyanotisch. Klonische Contract. d. oberen Extremitäten und Intercostalmuskulatur. Strabismus convergens. Pupillen etwas erweitert. Leib aufgetrieben, gespannt. Herztöne rein, scharf, 160 Respir. unregelmässig, zeitweise unterbrochen. Das Kind ist benommen, vor Mund und Nase etwas Schaum. Extremitäten kühl. Temp. im Rectum = 35.0°. Bulbi trocken. Das Kind klemmt die Kiefer etwas zusammen. Mundschleimhaut icterisch, ohne Belag. An einzelnen Stellen ist die Haut wie hypostatisch. Das durch Scarificationen erhaltene Blut ist dunkel, von Syrupconsistenz, fliesst nur sehr spärlich. Am Nabelring ein stecknadelkopfgrosser, (wie Varix,) Knoten. Nabel etwas nässend. Das Kd. † 8 h. 30 den 10. April Morgens. Wenige Minuten vor dem Tode steht die Cornea unter d. unteren Augenlid (rect. inf.), der Bulbus zeigt horizontale, zitternde Bewegungen; dieser Anfall dauert 1 Minute.		Hämorrhag., die sich bis ins Herzfleisch hinein fortsetzen. Magen- und Darmserosa dunkelgeröthet. Leberkapsel zeigt Hämorrhag., ist derb, fettig degenerirt. Milz sehr derb, schwarzroth. Magenschleimhaut fein injicirt. Bauchlymphdrüsen colossal geschwollen, theils hyperämisch, theils gelbgrau. Im Ileum die Plaques geröthet, geschwollen. Darmschleimhaut sehr hyperämisch, Gruppen v. punktförm. Hämorrh. Die Hyperämie nimmt nach oben hin zu. Dickdarm blass, contrahirt, Harnblase enthält dunklen Urin. Im Endost. des Wirbelkanals dichtstehende Hämorrhagien, sulzig infiltrirt. Im Rückenmark mässige Hyperämie. Leichtes Oedem des Nabelrings. Mikroskopisch: Im Blut farblose Blutkörperchen etwas vermehrt, sehr gross, 3—4 × so gross als normal, im Protoplasma dichte, feine Körnchen. Rothe Blutkörperchen von normaler Form. Im Darm reichliche getrübte Epithelzellen, zahlreiche Stäbchenbakterien.
Bis zum 9. April völlig gesund; am 9. April Vormittags bekommt das Kind Krämpfe, liegt apathisch da, trinkt nicht.	Am 2. Tage krank entlassen.	

Namen, Alter, Stand.	Erst- oder Mehrgeb.	Geburtsverlauf. Wochenbett.	Fruchtbefunde.	Gestillt oder wie ernährt.	Erkrank. vor der letzten tödtlichen Krankh.	Tag der schweren Erkrank.
Geburts-No. 289.		Puerperium: Die Mutter leidet schon lange an starkem Bronchialkatarrh. Abgesehen hiervon normal, (37,8) fieberfrei. Entlassen am 11. April, 9. Tag.	$8\frac{1}{2}$. 8. $10\frac{1}{4}$. 12. 9. 30. Nabelschnur: 48 Cm. 1 Mal umschlungen. Placenta: 430.			
XVIII. Fellmann, 32 J., Müllersfrau. Geburts-No. 299.	III.	Dauer: 34 Stunden. 5. April. II. S. L. normal. p. p. 37,8. Puerperium: normal, fieberfrei (abgesehen vom 1. Tag. an dem Pat. Abends 39,0° hat. Chinin). Sonst höchste Temp. 37,9°. Entlassen den 13. April, 9. Tag.	Knabe, 50 Cm., 3150 Grm. 9. 8. $11\frac{1}{2}$. $12\frac{1}{2}$. 9. 35. Nabelschnur: 63 Cm. umschlungen um den Leib. Placenta: 600.	Gestillt, trank 3 Tage gut. Erhält am 10. April etwas Thee.	Keine.	9. April Morgens nach dem Bade; also am 4. Tag.

Symptome.	Dauer der Krankheit	Sectionsbefund.
Bad. Essigklystier. Am 10. April keine Krämpfe mehr, dagegen Leibschmerzen. Soor. Icterus. Trinkt wenig, hat ausgeleert. Borax. Nachmittags athmet das Kind ruhiger, trinkt, leert aus, Icterus noch vorhanden, keine Krämpfe, Lippen cyanotisch, Extremitäten kühl. Wird am 11. April krank entlassen.		
Am 7. April Nabeleiterung, Salicylpulver. Am 9. April tritt Miliaria crystallin. im Gesicht auf; auch auf der vord. Brustfläche. Nach dem Bade am 9. April will die Mutter bemerkt haben, dass das Kd. zu stöhnen anfing; es trinkt schlecht. Am 10. April ist die Haut blassgelblich, cyanotisch, Pupillen eng, reagiren gut. Das Kind saugt wieder gut an der Mutter, schreit kräftiger, das Sensorium scheint benommen. Temp. im Rect. = 37,4. Resp. 44, zieml. gleichmässig. Nachmittags war das Kind ganz apathisch. Blutiger Koth, intensiv faulig stinkend. Essigklystier. In der Nacht zum 11. April stöhnte es sehr, trinkt nicht, Lippen cyanotisch. Bulbi in krampfhafter Bewegung. Es stirbt den 11. April Nachmittags 12 h. 25.	54 Stunden.	Icterus. Milzschwellung. Kleine Blutungen (??) in den Nieren, der Harnblase, am Herzen, der Lunge. Kleiner Thrombus im Ductus Botalli. — Mässig gut genährtes Kind mit intensiver Gelbfärbung der Haut und der Conjunctivae. Die Nabelschnur abgefallen. Der Nabel bis auf eine kleine Partie an seinem unteren Rande verheilt. Das Fettpolster mässig entwickelt. Die Muskulatur sehr blass. Der Knochenkern der unteren Oberschenkelepiphyse entwickelt. Das Knochenmark auffallend blass, hellgrauroth. — Das Zwerchfell rechts 4. Intercostalraum, links am unteren Rande der 5. Rippe. Rippenknorpel intensiv gelblich. Lungen sinken gut zurück. Thymusdrüse reichl. vorhanden, röthlich-gelb. In den grossen Halsgefässen nichts Besonderes. Auf der Oberfläche des Herzens eine Anzahl kleiner, dunkelrother Blutungen. Im rechten Vorhof mässig reichliche, etwas schwierige Cruormassen. Foramen ovale offen. Im linken Vorhof noch reichlichere Cruormassen und Speckhautgerinnsel. Herzmuskulatur braunroth, die Klappen zart. Durchmesser des Conus arteriosus dexter 5 Mm. Durchmesser des linken Ventrikels in der Mitte ebenso. Umfang der Aorta und Pulmonalis 2 Cm. Septum ventriculorum geschlossen. Der Ductus Botalli ziemlich weit, seine Wandungen leicht gerunzelt; an der linken Wand ein halberbsengrosses, dunkelrothes, an der Wand ziemlich festsitzendes Gerinnsel. Die Lungen grösstentheils lufthaltig. An der Oberfläche des linken Oberlappens kleine Blutungen. Die Schnittfläche

Namen, Alter, Stand.	Erst- oder Mehr-geb.	Geburts-verlauf. Wochenbett.	Frucht-befunde.	Gestillt oder wie ernährt.	Erkrank. vor der letzten schweren Krankh.	Tag der schweren Erkrank.

Symptome.	Dauer der Krankheit	Sectionsbefund.
		der linken Lunge scheckig, indem gelbliche (lufthaltige) hellere und dunkelrothe (luftarme oder luftleere) Stellen in unregelmässiger Weise mit einander abwechseln. In den seitlichen Theilen des Unterlappens sind die dunkleren Stellen an der Oberfläche am reichlichsten und schon von aussen als bläuliche Partien zu erkennen. Rechts sind die Verhältnisse vollkommen analog. Doch finden sich hier im Unterlappen eine grosse Anzahl ganz feiner, punktförmiger Blutungen. Lungengefässe frei. Ihre Intima intensiv gelb. Speiseröhre, Luftröhre, Schilddrüse ohne Besonderheiten. Aortenintima gelb gefärbt. — Gehirn: Schädeldach ohne Besonderheiten, ebenso die Hirnhäute. In den Sinus flüssiges Blut. Das Gehirn ohne Erkrankung. Die weisse Substanz röthlich verfärbt. — Baucheingeweide: Die Nabelvene enthält flüssiges Blut. Die Nabelarterien zum Theil leer, zum Theil frische Cruormassen enthaltend. — Milz sehr gross (6,5; 5; 1,7;), derb anzufühlen; der vordere Rand gelappt. Die Substanz gleichmässig dunkelschwarzroth ohne deutliche Malpighi'sche Körperchen und Trabekeln. — Im Magen dünnflüssiger Schleim. Die Schleimhaut des Duodenum dunkelgelb gefärbt. Die Gallenblase stark gefüllt. Auf Druck kommt eine sehr zähe, schmierige, gallig gefärbte Masse aus der Papilla duodenalis heraus. Die übrigen grossen Gallenwege sind von entsprechender Weite. Die Pfortader ist frei. Die Leber 12 Ctm. breit, 8 Ctm. rechts, $6^1/_2$ Ctm. links hoch. Grösste Dicke rechts 3,5 Ctm. Schnittfläche glatt, die Läppchenzeichnung undeutlich. Das Gewebe grau-gelb-roth mit feinen, kurzen, verästelten, gelben Streifen. — Nebennieren ohne Besonderheiten. Die linke und rechte Niere (5; 1,5; 1,8). Kapsel leicht abtrennbar. Oberfläche wenig gelappt, dunkelgrauroth, mit einer grossen Anzahl, ganz feiner dunkelrother Punkte, die sich nicht verwischen lassen. — Harnsäureinfarct. Nierenbecken ohne Besonderheiten. Auf dem Durchschnitt ist die Rinde 2 Mm. breit, graugelblich. Zeichnung deutlich; Substanz etwas trüb. — In der Harnblase ein ganz dunkelbrauner Harn in ziemlich

Namen, Alter, Stand.	Erst- oder Mehr-geb.	Geburts-verlauf. Wochenbett.	Frucht-befunde.	Gestillt oder wie ernährt.	Erkrank. vor der letzten tödtlichen Krankh.	Tag der schweren Erkrank.
XIX. Riedrich, 24 J., Dienstmädchen. Geburts-No. 298.	II.	Dauer: 17 Stunden. 5. April. I. S. L. normal. p. p.? Puerperium: normal, fieberlos (38,1°). Entlassen den 14. April, 10. Tag.	Mädchen, 49 Cm. 3300 Grm. 10. 7. 12. 13. 9½. 31. Nabelschnur: 55 Cm. nicht umschlungen. Placenta: 610.	Gestillt, trank 3 Tage gut.	Keine.	9. April Nachmittags, also am 5. Tag.

Symptome.	Dauer der Krankheit	Sectionsbefund.
		grosser Menge. — Im Rectum dunkelgrünliche, zäh schleimige Inhaltsmassen. In der Schleimhaut der Harnblase reichliche ganz feine Blutungen. Der Darm nur mässig gefüllt mit dunkelbraungrünen zähen Inhaltsmassen, die vollkommen meconiumartig aussehen, und ausserdem mit grauen, schleimigen Massen. Die Schleimhaut des Darmes ohne Besonderheiten. Mikroskopisch ist in den Nieren eine ganz minimale, nur nach Essigsäurezusatz erkennbare Anhäufung feiner Fetttröpfchen vorhanden. Herzmuskulatur nicht verfettet. In der Leber sehr wenig Fett. — In den gewundenen und geraden Harnkanälchen sieht man vielfach die Lumina erweitert und ausgefüllt mit gelbrothen kuglig-scholligen Massen, die sich durch ihre Färbung und ihren Glanz aufs allerdeutlichste von unveränderten rothen Blutkörperchen unterscheiden, wie man sie bei gewöhnlichen Nierenblutungen und hier in den Blutgefässen der Niere sieht. — In einzelnen, spärlichen kleinen Gefässen der Niere sowie auf der freien Oberfläche der Nabelwunde finden sich Mikrococcenanhäufungen ohne erkennbare locale Beziehungen zu den Anhäufungen der gelbrothen Schollen. Leipzig 21. Mai 79. Prof. Dr. Weigert.
Am 9. April Nachmittags liegt das Kind, nachdem es vorher völlig gesund war, apathisch da, trinkt nicht mehr gut. Leichter Icterus, keine Convulsionen. Am 10. April folgender Status: Haut cyanotisch, Icterus mittleren Grades, schreit kräftig. Resp. = 40, tief, stöhnend. Etwas Strabismus, Pup. mässig verengt. Temp. im Rect. = 37,4°. Zeitweise Nystagmusartige Bewegungen. Bei ruhig Lager steigt Resp. zu 68—72. Puls 180. Leber gross. Leib aufgetrieben. Blut schwarzroth. Nachmittags: verdreht das Kind die	circa 48 Stunden.	Geringe Leichenstarre, schwach gelbliche Hautfarbe, Hypostasen am Rücken, Nacken. Nabelschnurrest fest ansitzend, nur die linke Nabelschnurarterie bereits durchgetrennt. In der vorderen Fläche des Bauchs einzelne zerstreute, blassrothe Flecken. Därme etwas aufgetrieben; am meisten aber der Magen. In der Bauchhöhle etwas Flüssigkeit. Die Dünndärme an der Oberfläche nur stellenweise feine Injectionen zeigend. Mesenterialdrüsen sehr stark geschwollen, z. Th. roth, z. Th. blasser, eine fast bohnengross. Magenwände ausgesprochen icterisch, übrige Darm weniger. Muskulatur blassroth, trocken. Blutextravasate nirgends in den Muskeln der vord. Rumpffläche zu sehen. Lungen füllen beide Thoraxhöhlen völlig aus. An der Innenfläche des Sternums keine Ecchymosen. Vordere Lungenränder zeigen grosse Mengen weisser Bläschen; links stärker als rechts. Lungenoberfläche feucht, namentlich

Namen, Alter, Stand.	Erst- oder Mehr-geb.	Geburts-verlauf. Wochenbett.	Frucht-befunde.	Gestillt oder wie ernährt.	Erkrank. vor der letzten tödtlichen Krankh.	Tag der schweren Erkrank.

Symptome.	Dauer der Krankheit	Sectionsbefund.
Augen stark, dünnflüssiger nicht blutiger Koth geht ab. Lippen cyanotisch. Hände kühl. Beine angezogen. Athmung schnell, schwer In den Windeln dunkelgrüne Urinflecken. Essigklystier. Am 11. April: schreit häufig heftig auf, keine Krämpfe. Athmung unverändert wie gestern Nachm.: Augen weit offen. Keine Convulsionen. † am 11. April Nachmittags 6 h. 30.		an d. hint. unt. Partien mit dichtgedrängten stecknadelkopf- bis linsengrossen Ecchymosen besetzt. Vom unteren Rande des unt. linken Lungenlappens entnommene Stückchen von dunkelbrauner Farbe sinken im Wasser unter. In den Pleurasäcken keine Flüssigkeit. Im Herzbeutel etwa ein Theelöffel voll dunkelbräunlicher Flüssigkeit. Aus d. r. Herzen entleert sich ein dünnes, und aus dem Vorhof und den grossen Venen ein stark icterisches, ockergelbes Gerinnsel. An d. Herz, welches beiläufig zieml. gut contrahirt ist, sind nirgends Ecchymosen zu erkennen. Das l. Herz leerer, in den Vorhof ein dunkelbraunrothes schlaffes Gerinnsel. Klappen normal, frei von gelatinösen Knötchen. Thymus noch zieml. gross, aber frei von Ecchymosen. Thyreoidea klein, ohne Ecchymosen. Lungen werden m. d. Herzen zusammen herausgenommen, aus dem Pharynx dringt etwas schaumige Flüssigkeit. Speiseröhre blassbläulich, glatt, ohne Belag. Trachea und Pharynx enth. etwas bräunliche, schaumige Flüssigkeit. In den Bronchien 2. und 3. Ord. Schleimhaut nirgends geröthet, frei von Ecchymosen, mit einem schwachen Stich ins Gelbliche. Aorta normal, Pulmonalis und Aorta icterisch. Lungen marmorirt. In d. Aorta desc. ein langes dunkles Gerinnsel. Nabelvene, nicht geschlossen, Spuren flüss. Blutes in derselben. Intima glatt, Wand nicht verdickt, ohne Oedem. (Querstreifung der Trunc. Muskulatur und d. Herzens etwas undeutlich u. etw. körnig). — Milz 6: 4: 1,5 C., 23,5 Grm., sehr derb, dunkelbraun. Magen mit etwas Flüssigk. gefüllt, stark ausgedehnt, Schleimhaut blass. Im Duodenum reichl. Menge gelber Galle. Im oberen Theile des Dünndarms derselbe nicht aufgetrieben. Weit unterhalb d. Duod. überhaupt erst eine einzige Ecchymose, Schleimhaut im Ganzen geschwollen, apfelsinengelb, Wand etwas starrer, geringer Inhalt. Nirgends die Darmwand cyanotisch wie bei den andern Leichen. Tiefer hinab etwas Meconium ähnlicher Inhalt. In der Gegend, wo die Mesenterialdrüsen am stärksten geschwollen sind, findet sich in den zieml. stark contrah. Darm eine schwarze zähe Masse. Schleimhautfalten sehr prominent, blass.

Namen, Alter, Stand.	Erst- oder Mehr-geb.	Geburts-verlauf. Wochenbett.	Frucht-befunde.	Gestillt oder wie ernährt.	Erkrank. vor der letzten tödtlichen Krankh.	Tag der schweren Erkrank.
XX. Fischer, 24 J., Schneiderin. Geburts-No. 293.	II.	Dauer 1 St. 5 Min. 4. April. I. S. L. normal. p. part. 37,0°. Puerperium: normal, 38,6°. Entlassen den 14. April, 10. Tag.	Mädchen, $44^1/_2$ Cm. 2290 Grm. 9. 7. 10. $12^1/_2$. 8. 31. Nabelschnur: 45 Cm., nicht umschlungen. Placenta: 480 Grm.	Gestillt, trank nicht besonders gut, Warzen nicht gut fassbar.	Keine.	10. April, also am 6. Tage.

Symptome.	Dauer der Krankheit	Sectionsbefund.
		Nirgends Hämorrhag. in d. Schleimhaut. Col. asc. stark contrah. Schleimhaut blasser, Inhalt wie vorher. Mesenterialdrüsen viel weniger geschwollen, keine Ecchymose. — Rechte Niere und Nebenniere normaler Grösse, Kapsel lose ansitzend, keine harnsauren Infarcte. Nierenbecken nicht erweitert. Marksubstanz etwas blass. Links ebenso. — In d. l. Art. umbil. $1^1/_2$ C. hinter ihrem Nabelende beginnend ein reichl. 4 C. langer, derber, lose anhaftender Thrombus. Rechts in d. Art. umb. gleichfalls ein Thromb. — Aus der Blase entl. sich einige Tropfen dunkelbraunrother Flüssigkeit, in d. Schleimhaut einzelne Ecchymosen. — Leber 151,5 Grm. 12 Ctm. breit, 8 hoch, 4 dick. Gewebe zieml. derb, nicht ödematös, blutreich, Durchschnitt muskatnussähnlich mit zahlreichen, runden, unregelmässigen, streifigen, in dem blassrothen Gewebe deutlich hervortretenden gelblichen Stellen. — Einige Theelöffel voll Serum auf der Bas. cranii. Dura mater bes. aussen, sehr intensiv icterisch. Gehirn stark ödematös, Venen strotzend gefüllt. Substanz durchweg stark hyperämisch. Ventrikel dilatirt. Am Mittelhirn und Vierhügeln nichts Abnormes. Blutergüsse nirgends. Keine Grenze zw. weisser und grauer Substanz.
Am 8. April eitert der Nabel etwas; Salicylpulv. Am 10. April wird leicht. Icterus bemerkt, das Kind athmet sehr frequeut, mit starker Einziehung des Bauchs. Es bricht öfters, Schaum dringt aus seinem Munde. Es wird wieder zu den anderen erkrankten Kindern gelegt, von welchen es Tags zuvor isolirt wurde. Essigklystier. Nachmittags ist das Kind sehr kühl, Cyanose, Athmung schnell, beschwert. Ausleerung häufig. Schaumige Flüssigkeit tritt vor den Mund, es schreit viel, trinkt nicht.	circa 24 Stunden.	11. April. Icterus. Oedem der Hirnhäute. Subpericardiale Hämorrhagien, Blutheerde im Herzfleisch. Fettige Degeneration der Leber. Gastro-enteritis hämorrhagica. Pia ödematös, fein injicirt. Pericard. visceral. In der Umgebung der Gefässe zieml. reichliche Hämorrhagien. Im Herzfleisch selbst verschiedene Hämorrhagien. Leber schwer, schlaff, dunkelbraunroth mit gelblichen Inseln. Milz 8 Grm., fest, dunkelbraunroth. Nierenrinde etwas geschwellt. Magen aufgetrieben, dunkelgeröthet; Mucosa gleichmässig schwarzroth, locker. Mesenterialdrüsen hyperämisch, geschwollen. Dünndarmschleimhaut völlig geröthet, an vielen Stellen Gruppen feiner Hämorrhagien. Dickdarm contrahirt, dunkelblaurothe Schleimhaut. In der Blase dunkelgrauer Urin. Am Nabel eine kleine Oeffnung; keine Spuren von Entzündung am Nabelring. Mikroskopisch: Im Blut die weissen Blut-

Namen, Alter, Stand.	Erst- oder Mehr-geb.	Geburts-verlauf. Wochenbett.	Frucht-befunde.	Gestillt oder wie ernährt.	Erkrank. vor der letzten tödtlichen Krankh.	Tag der schweren Erkrank.
XXI. Muster, 28 J., Dienstmädchen. Geburts-No. 332.	II.	Dauer 9 Stunden. II. S. L. normal. p. p. 36,9°. Puerperium: normal (37,6°) fieberfrei. (Die Mutter ist seit 29. März im Hause, hat bei den erkrankten Kindern früher gewacht.) Die Mutter zeigt einen schwachen Stich ins Gelbliche an d. Haut. Entlassen den 29. April, den 10. Tag.	1 lebend. Mädchen, 54,5 Cm., 4280 Grm. $9^1/_2$. 8. $12^1/_2$. 14. 10. 36. Nabelschnur: 46 Cm. Placenta: 750 Grm.	Gestillt. Kind trank nur am 20. April etwas an der Mutterbrust.	Keine.	20. April Morgens 6 h., also am 1. Tage. NB. Das erkrankte Kind ist das erste in diesem Zimmer u. diesem Flügel erkrankte. Die vorher geborenen Kinder sind gesund. (No. 331, 330, 329.)

Symptome.	Dauer der Krankheit	Sectionsbefund.
Der Tod tritt am 11. April Morgens 4 h. ein.		körperchen stark körnig. Starke Fettdegeneration d. Leberzellen. Andeutung von Fettdegenerat. im Herzfleisch. Im Darm und Magen Bakterienballen. —
Am 20. April war das Kind von Morgens 6 h. benommen, trank nicht. Am 21. April Morgens folgender Status: Starke Cyanose des ganzen Körpers, nur im Gesicht schwach gelbliche Färbung. An den Conjunct. Icterus ausgesprochen. Bulbi nach abwärts gerollt, Pupillen reagiren. Zuweilen tritt Schaum vor die Lippen. Ockergelber fester Koth. Durch Scarification wird ein lackfarbenes dickflüssiges Blut entleert. Herztöne kräftig, etwas dumpf, 13 in 5 Sec. Zitternde Bewegung des Unterkiefers; zeitweise clonische Krämpfe in den Extens. d. l. Unterschenkels. Drang zu Entleerungen. Urin macht blass braunrothe Flecken. Leib weich, nicht gespannt, nicht aufgetrieben. Das Kind stöhnt, schreit nur zuweilen stärker auf. Gewicht des Kindes 3860 Grm., hat 420 Grm. seit der Geburt abgenommen. Resp. 27 in 1/4 Min. Temp. im Rect. 37,075°. Im spärlichen Urin: 1) Grosse Blasenepithelien mit scharfem Kern u. Kernkörperchen. 2) Mit Ausläufern versehen, viel kleinere vom Nierenbecken. 3) Bräunlich pigmentirte körnige Haufen. 4) Kleine rundl. Zellen mit Kern u.	36½ Stunden.	Tag der Section: d. 22. April 1879. Vorm. 10 Uhr. Venöse Hyperämie der Nieren. — Andeutung von Icterus. Hochgradige Cyanose. Hyperämie des Hirns u. d. Hirnhäute. Streifige submucöse Hämorrhagien des Oesophagus, Hämorrhagien der Pleura, des Pericardium u. d. Herzfleisches, der Darmschleimhaut, des Magens, der Harnblase. Kräftiger, reifer weiblicher Körper. Haut gröstentheils, bes. an Kopf und Rumpf bräunlich violett gefärbt, rechte Wange blassgelblich, Hände livid, ebenso Füsse. Lippen dunkelblau. Linke Auge und linke Wangengegend geschwollen. Conjunctivalgefässe dicht injicirt. Sclera grauröthlich. Rechte Conjunct. deutlich icterisch. Mammae halbkirschgross, braunroth. Knochen und Gelenke, Epiphysengrenze völlig normal. Ueber linsengrosser Knochenkern. Knochenmark sehr blutreich. Muskeln gut entwickelt, von gelb bräunlicher Färbung, mässig feucht. Blut der peripher. Venen braunschwarz, eingedickt. Schädel, weiche Kopfbedeckung mässig ödematös, blutreich. In der Stirnhaut zahlreiche feine, braunrothe Blutaustritte. Unter dem Periost der Parietalbeine über der gross. Fontanelle ganz feine, punktförmige Hämorrhagien. Knochen fest verknöchert. H. Hirnhaut zeigt an der Innenfläche Injectionen der gröss. und mittler. Venen und einige feinste punktförmige Hämorrhagien, weiche Häute Hirngefässe, in den Sinus schwärzl. dickliches Blut. Piagefässe über der ganzen Hirnoberfläche als ein feines Netz mit geschlängelten Ballen hervortretend. Grössere Venen ebenfalls stark gefüllt. Grosshirn, Windungen gut entwickelt; Hirnsubstanz dunkelgrauroth bis leicht bläulich mit reichlichen Gefässstreifen. Consistenz normal. Auch die Grosshirnganglien sehr blutreich. Seitenventrikel in den Hinterhörnern etwas erweitert, enthalten röthl. Serum, Plexus schwarzroth, succulent, IV. Ventr. deutlich

Namen, Alter, Stand.	Erst- oder Mehr-geb.	Geburts-verlauf. Wochenbett.	Frucht-befunde.	Gestillt oder wie ernährt.	Erkrank. vor der letzten tödtlichen Krankh.	Tag der schweren Erkrank.

Symptome.	Dauer der Krankheit	Sectionsbefund.
Kernkörperchen. 5) Mit schwach bräunl. Körnchen bedeckte Cylinder. Ther.: Das Kind wird isolirt, nach unten verlegt, 1 Tropf. Tinct. Opii im Clysma. — Um 12 h. 30 stirbt das Kind am 21. April 1879.		erweitert. Kleinhirn und verl. Mark und Brücke sämmtlich ausserordentlich blutreich. Rachenorgane, Schleimhaut der Zunge gleichmässig geröthet, Papillen sehr deutlich hervortretend. Rachenschleimhaut ebenfalls stärker geröthet. Im Schlund neben starker Injection zahlr. feine Ecchymosen. Wo der Larynx in den Pharynx übergeht, in der Schleimhaut treten sich etwas vorwölbende blauschwarze Streifen hervor. Dieselbe erstrecken sich in der Längsaxe bis über 6 Cm. lange Stellen bei einer Breite bis zu 4 Mm an manchen Stellen übrigens seitlich zusammenfliessend. Entsprechend diesen Streifen ist die Submucosa hämorrhagisch infiltrirt durch schwarzrothes geronnenes Blut. Im unteren Theil der Speiseröhre finden sich die Hämorrhagien seltener und zerstreuter. Schilddrüse bedeutend in den seitl. Lappen vergrössert, der rechte ist fast pflaumengross, die Lappen umgreifen von hinten her völlig den Schlund; Gewebe der Schilddr. fest, dunkelbraunroth, mattglänzend. Am Kehldeckel ist die Schleimhaut dicht injicirt, braunroth, geschwollen. Auch im übrigen Kehlkopf ausgesprochene Injection. Luftröhre ebenso injicirt. In den grösseren Bronchien etwas schaumig-blutige Flüssigkeit. Pleuraflächen etwas feucht. Unter der Visceralpleura treten besonders am r. Unterlappen, vereinzelt am Oberlappen stecknadelkopf und drüber grosse schwarze Flecken hervor, welche an der unteren Fläche des r. Unterlappens confluiren. Pleuragefässe lebhaft injicirt. Thymus sehr gross, blutreich, relativ fest, ohne Hämorrhagien. Die Lungen sind voluminös, zeigen starke Rippeneindrücke, retrahiren sich wenig. Gewebe in allen Theilen lufthaltig. Ueberall entleert sich feiner röthlicher Schaum. Der Blutgehalt ist ein mässiger, in dem Unterlappen etwas vermehrt. Das Interlobulargewebe tritt in letzteren z. Th. in Form schwärzlicher Linien hervor. Bronchialdrüsen erheblich vergrössert, dunkelgeröthet. Lungengefässe enthalten zieml. reichliches, dickes, schwärzliches Blut. Herzbeutel enthält etwa 2 Kaffeelöffel gelbl. Serums. Pericard etwas gelblich verfärbt. Pericardial-

Namen, Alter, Stand.	Erst- oder Mehr-geb.	Geburts-verlauf. Wochenbett.	Frucht-befunde.	Gestillt oder wie ernährt.	Erkrank. vor der letzten tödtlichen Krankh.	Tag der schweren Erkrank.

Symptome.	Dauer der Krankheit	Sectionsbefund.
		gefässe lebhaft injicirt. Am Visceralblatt treten bes. entsprechend dem Ventricularseptum streifige und fleckige bis über linsengrosse, schwarzbräunl. Hämorrhagien hervor. Herzfleisch fest, dunkelgrauroth, enthält einzelne punktförm. Blutaustritte. Herz gross übertrifft die Faust des Kindes um das doppelte, enthält in beiden Hälften schwarzbräunl. dickes Blut. Keine Gerinnsel. L. Herz. reichliche Hämorrh. unter dem Endocard der l. Ventr. nach dem Aortenausgang zu. R. Herz. Unter dem Endocard des r. Vorhofs eine Anzahl punktförm. Hämorrhagien eine halblinsengrosse Hämorrhag. unter der Intima der Cava descend. dicht über der Einmündungsstelle. Unter dem Endocard des r. Ventrikels nur ganz einzelne Blutaustritte. Klappen zart, leicht gelblich. Intima der Aorta u. Pulmonalis stark gelblich verfärbt. Bauchhöhle und Peritonäum zeigt etwas feuchten Beschlag der serösen Flächen, dabei sind die Gefässe des letzteren ziemlich stark injicirt und am Quercolon treten schon äusserlich reichl. bis halblinsengrosse Hämorrhagien hervor. Leber und Gallenblase deutlich vergrössert, Ränder etwas abgerundet. Kapsel ohne Hämorrhagien. Die Leber erscheint äusserlich ungleichmässig gefärbt, von blassgelblicher bis — bräunlicher Färbung an einzelnen Stellen des r. Lappens bläulich, Gewebe feucht ziemlich fest von gelbbräunl. bis röthl. Farbe. Gallenblase aufgetrieben, prall gefüllt mit schwarzgrünl. Galle, welche sich bei mäss. Druck in's Duodenum entleeren lässt. Milz wiegt 12 Gr., deutlich vergrössert 7 : 3, von derber Consistenz, Gewebe gleichmässig dunkelbraunroth. Nieren nicht vergrössert, ziemlich fest. Rinde dunkelgrauroth, verbreitert, Pyramiden schwarzroth aber ohne Infarctstreifen. Beckenschleimhaut mässig injicirt. Nebennieren gross und blass. Pankreas ziemlich blutreich. Magen sehr stark durch Luft aufgetrieben. An der Serosa treten, bes. nach der Cardia zu und an der kleinen Curvatur reichl. feinstreifige Flecken hervor. Die Magenwand ist so morsch, dass der Fundus beim Herausnehmen einreisst. Er enthält zähe glasige der Mucosa fest anhaftende Schleimmassen. Die Schleimhaut

Namen, Alter, Stand.	Erst- oder Mehr-geb.	Geburts-verlauf. Wochenbett.	Frucht-befunde.	Gestillt oder wie ernährtt.	Erkrank. vor der letzten tödtlichen Krankh.	Tag der schweren Erkrank.
XXII. Mahler, 34 J., Dienst-mädchen. Geburts-No. 322.	III.	Dauer: 17 St. 25 Min. 15. April. II. S. L. normal. Wegen geringer Nach-	1 lebendes Mädchen, 48 Cm. 3130 Grm. 9. 8. $11^1/_2$. 12. 9. 34.	Gestillt, Kind trank 6 Tage gut.	Keine.	21. April Morgens, also am 7. Tage.

Symptome.	Dauer der Krankheit	Sectionsbefund.
		ist sehr morsch, graubräunlich von der Cardia bis zum Pylorus ein dichtes Netz feinster bräunlicher Linien. Im Fundus streifige bräunliche Flecken und ein gröberes injicirtes Netz. Die Cardia ist von bräunlichen Streifen umgeben. Dünndarm in seiner ganzen Länge durch Gase aufgetrieben, namentlich im obern Theil enthält grünliche zähe schleimige Massen, denen z. Th. etwas Blut beigemischt ist. Mehrfach finden sich, sowohl im Ileum als Jegunum in der Schleimhaut umfängliche grünlich schwarz gefärbte Extravasate, von denen einzelne in der Breite eines halben Cm. den Darm umgreifen. An andern Stellen zahlreiche feinste Hämorrhag. und mehrfach solche auch im Mesenterium. Die folliculären Apparate treten nur wenig hervor. Dickdarm ist mit Ausnahme des Col. transvers. contrahirt, überall finden sich an ihm dunkle Flecken, bes. reichl. über dem S. roman. denselben entsprechend streifige und fleckige Blutaustritte in der Mucosa und Submucosa. Blase an der hinteren Fläche grünlich verfärbt, Schleimhaut dicht mit punktförm. Hämorrhag. besetzt, enthält nur Spuren eines trüben Urins. Am Nabel ein mumificirter Schnurrest am Nabelring etwas Oedem, in den Gefässen lockere Gerinnsel. Innere Genitalien normal gebildet, zeigen lebhaft geröthete Serosa. Labia maj. dunkelroth, etwas angeschwollen. Im frisch untersuchten Blut deutliche Vermehrung der weissen Blutkörperchen, starke Körnung ihres Protoplasma. Im Serum einzelne isolirte runde Körnchen in Molecularbewegung. Im Darminhalt Kugelbakterienhaufen und isolirte Stäbchen losgelöstes Epithel, Blutfarbstoff in körniger Form. Die Leberzellen zeigen schwache körnige Trübung. Med.-Rath Birch-Hirschfeld.
Bis zum 21. April war das Kind völlig gesund, hat gut getrunken. Am 21. April Morgens trank es nicht mehr, war verstopft, Lippen cyanotisch, Athmung beschwert, Haut icterisch,	3 Tage.	Das Kind ist ziemlich gut genährt, Nabelschnur bis auf einen Rest verschwunden. Die Haut mit zartem Lanugo bedeckt, sehr intensiv dunkelgelb gefärbt, die Conjunctiven ebenfalls sehr stark icterisch. Gesicht, die unteren Halspartbien namentlich aber die Kopfschwarte selbst, welche mit sehr spärlichen dünnen Haaren

Namen, Alter, Stand.	Erst- oder Mehr-geb.	Geburts-verlauf. Wochenbett.	Frucht-befund.	Gestillt oder wie ernährt.	Erkrank. vor der letzten schweren Krankh.	Tag der schweren Erkrank.
		blutung Ergotininjection und Heisswasser-injection. p. p. 38,9°. Puerperium: normal. Linke Brustwarze etwas excoriirt. Fieberfrei (38,4°). Entlassen den 24. April, am 10. Tage.	Nabelschnur: 46 Cm. Placenta: 570 Grm.			

Symptome.	Dauer der Krankheit	Sectionsbefund.
Schaum tritt vor den Mund. Ther.: 1 Tropf. Tinct. opii als Clysma. Am Nachmittag liegt das Kind apathisch da, Beine krampfhaft angezogen, Urin olivengrün, Koth dunkel; es trinkt etwas besser. Am 22. April dauern Icterus und Cyanose fort. Nachmittags folgender Befund: Icterus über den ganzen Körper, Conjunctiv. ausserdem capillar injicirt; Lippen, Nase, Hände stark cyanotisch, Leib mässig gespannt. Resp. 48 in der Min., Puls 144, Herztöne rein, Beine angezogen, keine Convulsionen. Nabel eitert etwas. Hände kühl, Pupillen mässig weit, reagiren. Temp. im Rectum 37,3°. Faeces schwarzbraun. Braunrothe Urinflecke in den Windeln. 23. April Icterus und Cyanose stärker. Nystagmusartige Bewegungen. Pupillen eng, reagiren. Nachmittags liegt das Kind ganz apathisch da, stöhnt, Extremitäten kühl. Das Stöhnen dauert die Nacht fort, es trinkt gar nicht mehr, bekommt in den Extremitäten Convulsionen und stirbt den 24. April Morgens 5 h.		besetzt ist, von livider blauröthlicher Färbung. Das Unterhautfettgewebe ist ziemlich reichlich, intensiv dunkelgelb, die Muskulatur ausserordentlich schlaff, blass, mit einem schmutzig graugelben Farbenton. — Beim Abpräpariren der Kopfhaut bemerkt man einige minimale Sugillationen in derselben unmittelbar unter dem die Tub. front. überziehenden Pericranium. Der Längssinus enthält flüssiges braunrothes Blut. Die Venen der Pia sind wenig gefüllt, das Piagewebe überall transparent mit gelbem Farbenton. Die Gehirnsubstanz ist von reichlichem Feuchtigkeitsgehalt, leichtem Icterus und enormer Blässe. Es ist kaum möglich auf Durchschnitten die Rinde von der Marksubstanz zu unterscheiden, die erstere zeichnet sich nur durch eine gallertig durchscheinende Beschaffenheit von der mehr milchweissen, immerhin etwas stärker bluthaltigen Marksubstanz aus. Die graue Substanz in den Linsenkernen deutlich. Alle 4 Ventrikel eng. Auch das Kleinhirn ist sehr feucht und blass, ohne Heerderkrankungen. Im Pons besteht eine etwas lebhaftere Gefässfüllung. — Die Thymusdrüse ist zieml. gross, icterisch, ihr Parenchym lappig, ohne Veränderungen. Das Herz ist von gewöhnlicher Grösse, Oberfläche enthält äusserst wenig gallertiges Fettgewebe, ist spiegelnd glatt; keine Hämorrhagie auf dem visceralen Blatte bemerkbar. Dagegen enthält das Parietalblatt auf seiner dem Zwerchfell anliegenden Fläche 2 etwas unter Mohnkorngrosse frische Hämorrhagien. Das l. Herz enthält im Vorhof und Kammer sehr wenig dunkles rothbraunes, geronnenes Blut mit noch flüssigen Beimischungen. In der r. Herzhälfte befindet sich ein ähnlicher Inhalt, der anscheinend ganz zarte, etwas icterisch aussehende Fibrinabscheidungen einschliesst. Die Muskulatur des Herzens ist beiderseits von entsprechender Dicke, ausserordentlich blass, namentlich an den dem Endocard zunächst gelegenen Theilen. Das Endocard selbst ist zart, Klappensegel in beiden Herzhälften schwach hämatinimbibirt. Anfangstheil der Aorta deutlich icterisch gefärbt. — L. Lunge im Thorax frei, die Oberfl. spiegelnd glatt, in den obern Abschnitten v. röthlich gelber, in den unteren von mehr blassrother

Namen, Alter, Stand.	Erst- oder Mehr-geb.	Geburts-verlauf. Wochenbett.	Frucht-befunde.	Gestillt oder wie ernährt.	Erkrank. vor der letzten schweren Krankh.	Tag der schweren Erkrank.

Symptome.	Dauer der Krankheit	Sectionsbefund.
		Farbe. Vielfach erheben sich über das Niveau zerstreute, einzelnen Lobulis entsprechende Parenchyminseln, welche stärker luftgefüllte Alveolen erkennen lassen, in denen die icterische Färbung deutlicher als anderswo hervortritt. Blutungen können nirgends nachgewiesen werden. Die grossen und mittleren Bronchien enthalten recht viel zähen, mit wenig Schaum untermischten, deutlich icterisch gefärbten Schleim. Auf Druck lässt sich über die Schnittfläche aus den kleinen Bronchien nirgends Secret hervordrücken. Das Parenchym ist überall lufthaltig, von mittlerer Blutfülle. — Die r. Lunge enthält auf ihrer Oberfl.. die ebenfalls glatt ist, noch reichlicher die erwähnten stark lufterfüllten Abschnitte, sonst zeigt sie genau dieselben Erscheinungen als die linke. Die Trachea hat sehr blasse, mit kaum nennenswerthem Secret bedeckte Schleimhaut. Der Larynx noch blasser, Pharynx und Zungengrund stark geröthet, am ausgesprochensten in der Umgebung beider Mandeln. An allen genannten Stellen leichte icterische Tinktion. – Beide Gl. thyreoideae, namentlich die rechte reichlich bluthaltig, sonst makroskopisch ohne Veränderung. Bronchial-Trachealdrüsen unverändert. Aorta hat sehr regelmässige Intercostalabgänge, im oberen Abschnitte ein weiches graubraunes Blutgerinnsel. — Milz misst 6,3 Ctm., 4 Ctm., 2,2 Ctm. Die Oberfl. zeigt sehr starke Spannung der Kapsel, einen dunkel violettgrauen Grundton von welchem sich zahlreiche submiliare, gelbliche, durch die Oberfläche durchschimmernde Pünktchen abheben. Auf dem Durchschnitt ergiebt sich in einem gleichmässig rothbraunen Parenchym eine ausserordentlich grosse Anzahl etwas unter hirsekorngrosser leicht icterisch gefärbter Follikel. Consistenz der Milz ziemlich derb, dabei aber entschieden brüchig, ihr Gewicht 23,5 Grm. — Beide Nebennieren von gewöhnlicher Grösse, Rinde sehr breit, gelb, Intermediansubstanz nicht sehr scharf abgegrenzt, Marksubstanz blass, grau durchscheinend. L. Niere von gewöhnlicher Grösse, ziemlich deutliche Lappung. Die Oberfl. glatt, von blass graubraunem Aussehen, sie ist übersät mit äusserst kleinen rothbraunen Blutpunkten. Auf dem Durchschnitt sind mit blossen Auge Blutungen nicht erkennbar. Die

Namen, Alter, Stand.	Erst- oder Mehr-geb.	Geburts-verlauf. Wochenbett.	Frucht-befunde.	Gestillt oder wie ernährt.	Erkrank. vor der letzten tödtlichen Krankh.	Tag der schweren Erkrank.

Symptome.	Dauer der Krankheit	Sectionsbefund.
		ganze Substanz hat einen etwas verwaschenen gelbbräunlichen Farbenschein. Marksubstanz deutlich icterisch, sehr viel schwächer die Schleimhaut des Nierenbeckens. Die Papillen ausser ihrer Gelbfärbung intact. R. Nebenniere und Niere wie die linke. — Im Duodenum befindet sich stark gallig gefärbter dünnflüssiger Inhalt, Gallenblase enthält wenig Galle von dicker Consistenz, sie ist mit reichlichem Schleim untermischt, welcher den Duct. hepaticus in Form eines weichen Propfes ziemlich fest verschliesst. Im weiteren Verlauf sind die Gallenwege frei. — Leber von mittlerer Grösse, ihre Oberfläche an der Convexität blassroth, mit grossen diffusen graugelben Stellen. Auf dem Durchschnitt zeigt sich eine ganz gleichmässige dunkelgelbe Färbung des Parenchyms, in welcher die Portalzonen der Acini namentlich gegen die Peripherie des Organs hin als etwas heller gelbe Strichelchen hervortreten, während nach dem Hilus zu die Zeichnung undeutlich und verwischt wird. Die Nabelvene und Duct. aurantii zeigen keine Spur von Veränderung. Magen klein, seine Schleimhaut im Allgemeinen blass, im Fundus stark cadaverös erweicht, überall deutlicher Icterus. Pancreas blass, unverändert. Der ganze Dünndarm enthält theils schleimigen, theils weichbröckligen intensiv ockergelben Inhalt, der im Dickdarm an Menge abnimmt, gegen das Ende ist der Darm zieml. stark contrahirt und fast leer. Nach dem Abspülen tritt im oberen Dünndarmtheil eine sehr erheblich geschwollene, lebhaft geröthete icterische Schleimhaut zu Tage, welche an einer Reihe von Stellen ausserordentlich kleine frische Blutpünktchen, anscheinend den Zellen angehörend, erkennen lässt. Im Ileum verschwinden diese, dagegen macht sich eine sehr deutliche Schwellung und Hyperämie der Peyer'schen Haufen bemerkbar, welche indessen an der Klappe selbst weit weniger erheblich ist, als an den höher gelegenen Theilen. Die Solitärdrüsen sind überhaupt nicht zu erkennen. — Im Dickdarm und Rectum nichts Abnormes. Die Mesenterialdrüsen zeigen nach der Wurzel hin mässige Schwellung, die dem Darm zunächst gelegenen Abschnitte sind intact. Im Diaphragma finden sich an verschie-

Namen, Alter, Stand.	Erst- oder Mehr-geb.	Geburts-verlauf. Wochenbett.	Frucht-befunde.	Gestillt oder wie ernährt.	Erkrank. vor der letzten tödtlichen Krankh.	Tag der schweren Erkrank.
XXIII. Wendler, 25 J., Dienst-mädchen. Geburts-No. 320.	II.	Dauer: $24^3/_4$ Stunden. 14. April. II. S. L. p. p. 39,5, erhält Chinin. Dammriss von $1^1/_2$ Cm. Puer-perium: Am 1. Tag Roseola syphilitica. Ferner tritt Oedem der äusseren Genitalien auf; übelriechender Ausfluss. Temp. nur nach der Geburt auf 39,6 erhöht, sonst 1 malige höchste Temp. 39,3 am 5. Tag. Behandl. mit Bädern 26,0°—22,0°. Chinin, Carbolausspülungen, Bleiwasserumschläge. Entlassen den 24. April, am 11. Tage.	1 lebendes Mädchen, 47 Cm. 2990 Grm. 9. $7^1/_2$. $11^1/_2$. 12. 9. 33,5. Nabelschnur: 52 Cm. Placenta: 560.	Künstlich ernährt wegen Lues der Mutter.	Conjunctivitis. Leichter Icterus.	29. April Nachmittags, also am 7. Tage.

Symptome.	Dauer der Krankheit	Sectionsbefund.
		denen Stellen bis mohnkorngrosse Hämorrhagien. Aus der Harnblase entleert sich $^1/_2$ Theelöffel blutig rother Urin, Blasenschleimhaut völlig unversehrt und blass. Genitalapparat intact. Dr. Grawitz Berlin.
Nachdem das Kind gut aus der Flasche getrunken hat, nimmt es plötzlich am 7. Tage, also am 20. April Nachmittags, gar keine Nahrung mehr zu sich. Seit dem 17. April hat sich eine leicht icterische Hautfärbung eingestellt und am 18. April ist die rechte Conjunctiva blennorrhoisch erkrankt; letztere Affection bessert sich auf Behandlung mit Aetzungen. Am 20. April Nachmittags beginnt die schwere Erkrankung; in der Nacht bekommt das Kind Krämpfe, wird kühl, cyanotisch und † den 21. April Morgens 6 h. 30.	circa 15 Stunden.	Keine Lues. Icterus mittl. Grades. Hyperämie der Hirnh. und des Gehirns. Hyperämie des Schlundes und Kehlkopfs. Punktförm. Hämorrh. d. Pericard, Pleur., Magen und Darmschleimhaut. Schwärzl. Verfärb. d. Nierenpyramiden. Nahezu reife weibliche Frucht. Im Gesicht deutlich gelbliche Färbung der Haut. Ausgesprochener Icterus der Conjunctiva. Conjunctivalgefässe injicirt. Am Rumpf und den Extremitäten ein leichter Stich ins Gelbliche. Knochen und Gelenke. Die Epiphysengrenze der Oberschenkel zeigt eine scharfe lineale Trennung von Knorpel und Knochen. Stecknadelkopfgrosser Knochenkern. Sehr blutreiches Rückenmark. Muskeln gut entwickelt, blaugraugelblich, intermusculöses Bindegewebe deutlich icterisch gefärbt. Periph. Gefässe enthalten ziemlich reichlich schwarzrothes sehr dickflüssiges, klebriges Blut. Schädelknochen fest verknöchert. Weiche Kopfbedeckungen, mässiges Oedem des Zellgewebes, über'm Hinterhaupt reichliche punktförmige Blutaustritte. Schädelperiost zerstr. feinste Hämorrhag. H. Hirnhaut zeigt ziemlich dichte Gefässinjection; an der Innenfl. grosse Zahl punktförmiger Blutaustritte. Pia starke Injection der gr. Venen und der feineren Gefässe, stärkere seröse Durchfeuchtung. Grosshirn von ziemlich weicher Consistenz. Rinde blassgrau mit Stich ins Gelbliche. Marksubstanz bläulichgrau mit reichlichen Gefässstreifen. Ventrikel nicht erweitert. Kleinhirn, Plexus schwarzroth, geschwollen, verhalten sich wie Grosshirn. Zunge blassgrau, mässige Injection, etwas gelbl. Belag. Schlund geröthet mit dicht. venös. Injection ebenso der Schlund. Speiseröhre roth, gelbgrüne flüssige Massen. Ihre Venen stärker hervortretend. Schilddrüse normal gross, mässig blutreich. Kehlkopf roth, etwas röthl. Schleim zeigt bes. am Deckel dichte Injection. Luftröhre zwisch. den Ringen geröthet, enth. ebenso wie grosse Bronchien schäumige gelbl. Flüssigkeit. Pleura-

Namen, Alter, Stand.	Erst- oder Mehr- geb.	Geburts- verlauf. Wochenbett.	Frucht- befunde.	Gestillt oder wie ernährt.	Erkrank. vor der letzten tödtlichen Krankh.	Tag der schweren Erkrank.

Symptome.	Dauer der Krankheit	Sectionsbefund.
		höhle zeigt etwas feuchten Beschlag der Blätter, lebhafte Gefässinjection. In der Pleur. visc, grössere Zahl feinpunktförm. Hämorrhag. Lungenoberfl. gelbroth gefärbt. Lungen voluminös, überall lufthaltig, auf der Schnittfl. entleeren s. aus den grösseren Gefässen dunkle ziemlich feste Gerinnsel, im Uebrigen feinschaum. gelbe Flüssigkeit. Bronchialdrüsen etwas vergrössert, blutreich. Lungengefässe enthalt. dunkl. halbgeronnenes Blut. Herzbeutel enthält etwa 20 Grm. icterischen Serums, Pericardialblätter gelbl. verfärbt, zeigen dichte Gefässinjection. Am Peric. visc. (bes. link. Vorhof) wenige feinste punktförm. Blutaustritte. Herz normal gross, Fleisch fest, dunkelgrauroth, ohne Blutungen. am Endocard beider Vorhöfe eine gröss. Zahl feinster punktförmiger Hämorrhag. Endoc. und Klapp. deutlich icterisch. In beid. Herzhälften dickflüssiges Blut, dunkle weiche Cruormassen. Intima stark gelbl.; Gerinnsel wie im Herzen. Bauchhöhle, leicht feuchter etwas klebriger Beschlag der Peritonäumoberfl. ziemlich dichte Gefässinjection, stellenweise dunkle Röthung (bes. am Magen und Darm). Leber und Gallenapparat: grösser als normal, dunkel, Durchschnitt ziemlich gleichmässig, dunkelbraunroth, einz. blassere Inseln. Consistenz etwas vermindert. Gallenblase roth, reichl. dunkle Galle, Gallengänge durchgängig. Milz normal gross, fest, gleichmässig von braunrother Farbe. Nieren nicht vergrössert, ziemlich feste Consistenz. Rinde blassbräunlich, Pyramiden schwärzlich verfärbt, einige feine schwärzliche Streifen, Schleimhaut geröthet. Nebennieren nicht vergrössert. Pankreas angeschwollen, sehr blutreich. Magen enthält reichlich Luft und eine grünlich gelbgefärbte Flüssigkeit. Schleimhaut gleichmässig dunkelbraunroth, doch treten gröbere und feinere Netze inj. Gef. als bläul. Linien auf d. geröth. Grund hervor. In d. Pars pylor. eine Anzahl s. feiner punktf. Hämorrhag., an einigen Stellen flache Erosionen. Duodenalschleimhaut ebenso, ganz dicht von feinsten Hämorrhag. durchsetzt. Besonders die Mesenterialdrüsen geschwollen, sehr blutreich. Dünndarm zeigt durchweg dunkle Röth. der Schleimhaut, dichte Gefässinjection, an manchen Stellen finden sich bis

Namen, Alter, Stand.	Erst- oder Mehr-geb.	Geburts-verlauf. Wochenbett.	Frucht-befunde.	Gestillt oder wie ernährt.	Erkrank. vor der letzten tödtlichen Krankh.	Tag der schweren Erkrank.
XXIV. Burgstädt, 21 Jahre, Kellnerin. Geburts-No. 319.	I.	Dauer: 26 St. 3 Min. 13. April. I. S. L. Dammriss mit 4 Suturen vereinigt. Puerperium: Fieberfrei, höchste Temperatur 38,2. Geringes Oedem der Labien und des Dammes. Etwas übelriechender Ausfluss. Da die Mutter vom 14. April bis zum 17. April bei normaler Temperat. eine Pulsfrequenz von 100—120 hat, erhält sie Inf. fol. Digital. 3,0/175,0,	1 lebendes Mädchen, 48 Cm. 2940 Grm. 9. $7^1/_2$. 11. 14. $8^1/_2$. $32^1/_2$. Nabelschnur: 41 Cm. Placenta: 500.	Gestillt, trank bis zum 25. April, also 11 Tage ganz gut. Hat Nichts als Milch aus der Mutterbrust erhalten.	Am 24. April. Intertrigo in den Weichen. Am 21. April etwas unruhig.	25. April Morgens, also am 12. Tage.

Symptome.	Dauer der Krankheit	Sectionsbefund.
		5—6 Ctm. lange Darmstrecken noch stärker geröthet, namentlich ist das ganze untere Ende der letzten Ileumschling. bis zur Klappe dunkelgeröthet, geschwollen, feinste Hämorrh. Dickdarm im Allgemeinen weniger geröthet, ohne Ecchymosen. Harnblase enthält nur eine Spur trüben Urins, welcher mikrosk, reichliche desquam. Epithel. aus den Harnwegen enthält, ferner rothe Blutkörperchen und körnig gelbbraunes Pigment. Schleimhaut blassroth. Innere Genital., besonders Uterus starke Injection der Serosa, sonst nichts Abnormes. Am Nabel eine halblinsengrosse mit gelbbröckl. Massen belegte Oeffnung. Nabelarterien vollständig contrahirt, leer. Nabelvene contrahirt, enthält ein dunkles Gerinnsel. Am Nabelring keine Zeichen von Entzündung.
Am 25. April Morgens erbricht das Kind und war unruhig. Nachmittags 2 h. trinkt es nicht mehr. Am 26. schläft es sehr viel, Morgens braunrothe Urinflecken in den Windeln; Stuhl ockerfarben, fest: Temp. im Rect. 36,8. Resp. stöhnend 36. Puls 192. Haut fahl. Etw. Strabism. converg. Leib aufgetrieben. Extremitäten kühl, zeigen etwas zitternde Bewegungen. Aus kleinen Incisionswunden lassen sich nur wenige Tropfen eines braunrothen syrupösen Blut. herausdrücken. Milz durchfühlbar, beiDruck schmerzhaft. In der Nacht zum 27. April trinkt es wieder etwas. Schlaf ziemlich ruhig, ohne Stöhnen. Krämpfe treten erst wieder a. 27. April Nachmittags auf; Nachm. 5 h. 30 ausgesprochenes Rollen der Bulbi. Resp. stöhnend. Kein Erbrechen mehr. In der	4 Tage.	29. April. Icterus. Allgemeiner Zerfall der rothen Blutkörperchen. Hämoglobininfarcte. Schwellung der Lymphdrüsen und Peyer'schen Plaques. Haut icterisch; Am Rücken livide Muskeln blass mit Stich ins Gelbliche. In den Venen dünnflüssiges, im Aussehen an Jauche erinnerndes Blut, ohne üblen Geruch. Mammae über linsengross. reichlich Colostrum. Weiche Kopfbedeckungen blass; am hinteren Theil des Schädels ödematös. Dura blass; in den Sinus trüb bräunliches Blut, trübbraune Gerinnsel. Pia und Gehirn selbst sehr blass. Lymphdrüsen am Halse geschwollen. Speiseröhre kommt doppelt unterbunden zur chemischen Untersuchung. Pleurabläter feucht beschlagen; an Pl. visc. einzelne feine Blutextravasate. Lungen braungelb, entleert sich schaumige Flüssigkeit. Herzbeutel enth. 15 Gr. bräunlich-gelber klarer Flüssigkeit. Pericard ohne Ecchymosen. Herzfleisch derb, grauroth, Endocard zart, im rechten Herz reichlich flüssiges Blut, trüb, gelbbräunlich gefärbt. In beiden Herzhälften umfängliche, locker anhaftende, in die gross. Gefässe sich fortsetzende, trüb-braunrothe Gerinnsel. Peritonäum feucht beschlagen. Leber vergrössert, feinste Rippeneindrücke; auffallend deutlich acinöser Bau, Gewebe derb, Schnittfläche zeigt bräunlichgelbl. Linien und Streifen auf dunklem Grunde. Gallengänge durchgängig. Galle in der Blase zäh, schwarzgrün. Nieren etwas vergrössert,

Namen, Alter, Stand.	Erst- oder Mehr-geb.	Geburts-verlauf. Wochenbett.	Frucht-befunde.	Gestillt oder wie ernährt.	Erkrank. vor der letzten tödtlichen Krankh.	Tag der schweren Erkrank.
		2ständl. 1 Essl. Am 17. April Pulsfrequenz 84. Entlassen den 29. April am 16. Tag, gesund.				

Symptome.	Dauer der Krankheit	Sectionsbefund.
Nacht vom 27. April zum 28. April treten wieder Krampfanfälle auf, Schlaf schlecht, lässt sehr viel dunkelbraunrothen Urin. Morgens am 28. April Resp. 40. Temp. im Rect. 38,0 Strabismus convergens. Cyanose der oberen; Icterus der unteren Körperhälfte. Nachmittags d. 28. April Resp. 52. Temp. im Rect. 36,8. Haut fahl, Icterus weniger ausgesprochen. Am ganzen Tag hat es nicht getrunken, nicht geschrieen, sond. nur gestöhnt. Abends noch ein Krampfanfall. Die Nacht kein Schlaf; es † den 29. April Morgens 5 h.		Oberfl. tiefbraun, zahlreiche feine schwarze Punkte. Pyramiden blasser als die Rinde. Vereinzelte schwarze Infarcte auf die Pyramidenspitzen zu. Magen aufgetrieben, blass, unterbunden zur chemisch. Untersuchung. Mesenterialdrüsen vergrössert, dunkelbräunlich. Dünndarm enthält grünl. bräunl. Massen. Schleimhaut blass. Plaques vergrössert, geschwollen, zeigen punktförmige Röthung. Dünndarm (oberer Abschnitt) zur chem. Untersuchung. Dickdarm blass, enthält grünlich breiige Faeces. Blase enthält blutig gefärbten Urin ohne bräunliche Verfärbung, Schleimhaut blass. Nabel normal. Mikroskop. Untersuchung: Blut aus dem r. Herzen; vereinzelte rothe Blutkörper, spärl. körn. farblose Zellen: zahllose, punktförm. Massen in lebhafter Molecularbewegung, vereinzelte Kugelbacterien. Niere enth. hyaline Cylinder. Leberzellen stark körnig entartet, in den Interlobulargängen strotzende Galle, Urin enthält Epithelien, körnige Massen in Cylinderform, einzelne grössere gelbbraune Pigmentkugeln.

Der Krankheitsverlauf war gewöhnlich folgender: Die bis zum Beginn der Erkrankung mehr oder weniger gesunden Kinder wurden unruhig, fingen an zu stöhnen, tranken nicht, bekamen ein bläuliches oder gelbliches, sehr oft cyanotisch-icterisches Aussehen, indem die Lippen, Nasenspitze, Finger, Zehen cyanotisch, die Conjunctiva, der Gaumen, die übrigen Theile des Körpers mehr gelblich erschienen und an manchen Stellen die oberflächlichen Venen als dunkle blaue Kanäle gegen die gelbliche Hautfärbung klar abstachen.

Dabei fühlten sich die Haut und die Extremitäten etwas kühl und trocken an, die Temperatur betrug im Rectum anfangs 37—37,5° C. Der Leib erschien mässig gespannt, Erbrechen war zuweilen zu bemerken, viele Kinder aber haben kein einziges Mal erbrochen, öfters trat etwas Speichel vor den Mund. Diarrhöen waren ebenfalls nicht häufig, aber während das Thermometer im Rectum lag, gingen manchmal etwas ockergelbe oder bräunliche, mehr oder minder consistente Massen ab. Die Windeln wurden von dem Urin bräunlich bis olivengrün gefärbt. Die Respiration war sehr beschleunigt, anfangs gleichmässig, etwa 12 in $^1/_4$ Minute; die Herztöne waren deutlich als Doppelton zu hören, 12 in 5 Secunden. Die Pupillen von gewöhnlicher Weite; anfangs schien das Sensorium noch klar, bald aber traten Convulsionen auf, die zuerst manchmal in den Extremitäten, dann auch am Rumpf, ferner sehr oft in den Augenmuskeln und hier sich als Nystagmus ähnliche zitternde, zuweilen als starke Rotationen der Augen nach innen unten zu erkennen gaben. Wurden in die stark dilatirten Venen verschiedener Hautstellen Incisionen gemacht, so floss kein Blut ab, sondern es gelang nur bei ziemlich beträchtlichem Druck allmälig eine fast schwarzbraune, lackfarbene Flüssigkeit von Syrupconsistenz herauszubefördern. Wenn dieser Zustand kurze Zeit gedauert hatte, so unterlag das Kind meist in den Convulsionen, während die Temperatur dabei noch weiter abfiel. Die höchste Temperatur, die wir im Anus gemessen haben, betrug 38,1 und war bei einem Kinde, welches mehrere Tage krank war.

Ueberhaupt müssen wir unterscheiden zwischen einer

acutesten, acuten und mehr chronischen Form der Erkrankung. Der exquisiteste und intensivste, am frühesten, nämlich schon am ersten Lebenstage auftretende Erkrankungsfall war der in No. XXI (Muster), wo in vita eine starke Cyanose des ganzen Körpers, nur das Gesicht schwachgelblich und die Conjunctivae icterisch waren und die Section auch nur eine „Andeutung von Icterus" angiebt. Dieses Kind hatte bei 108 Respirationen in der Minute nur 37,075° C. im Rectum. Dabei war sein Leib weich, nicht gespannt, nicht aufgetrieben, es trat nur etwas Schaum vor die Lippen, aber weder Erbrechen noch Diarrhoe wurde beobachtet, gleichwohl wies die Section die tiefgehendsten Veränderungen aller Abdominalorgane nach und trotzdem dauerte in diesem Fall die Erkrankung circa 36 Stunden.

Der acuteste Fall war No. XIV, in welchem zwar etwas Nabeleiterung vorangegangen war, die Section aber intacte Nabelgefässe constatirte und alle vorhin erwähnten charakteristischen Veränderungen gefunden wurden. Dieses Kind bekam im Beginn seiner Erkrankung sofort Krämpfe, wurde cyanotisch, trank nicht, hatte heftige Dyspnoë, Stuhldrang und starb schon nach 9 Stunden.

Endlich die am langsamsten verlaufenden Fälle waren der letzte Fall No. XXIV, hier dauerte die Erkrankung nicht ganz 4 Tage, und No. XI, in welchem sie $4\frac{1}{2}$ Tage dauerte. In beiden Fällen war im Anfang Erbrechen vorhanden, beide Kinder hatten nur die Mutterbrust bekommen. Bei beiden trat am 2. Tage ein Nachlass der Erscheinungen ein, sie tranken wieder, wurden ruhiger, die Convulsionen liessen nach, allein nur für kurze Zeit, und mit rascher Zunahme des Icterus resp. der Cyanose und mit erneuten Krampfanfällen trat auch bei ihnen der Tod ein.

Die wichtigsten, für die Krankheit charakteristischen Befunde an der Leiche sind nun: Cyanose und Icterus an den äussern und innern Organen. Röthung und Schwellung der Schleimhaut des Mundes und Pharynx, Auftreibung des Magens durch Gase, sammtartige Auflockerung seiner Schleimhaut, feine Injection, in einzelnen Fällen auch Ecchymosen derselben; Duodenum von gleicher Beschaffenheit; im Jejunum und Ileum fleckig streifige Röthung, Schwellung der Follikel, namentlich der Peyer'schen Plaques, die geröthet, injicirt, reticulirt und bisweilen mit Ecchymosen besetzt erscheinen, immer starke Schwellung der Mesenterialdrüsen; der Dickdarm contrahirt, seine Schleimhaut geröthet, geschwollen; der Inhalt wechselnd grau, gelblich schleimig, mit etwas Blut vermengt, gallig gefärbt, die Gallengänge durchgängig. Die Leber vergrössert, gelblich marmorirt, selten mit Ecchymosen unter der Kapsel: Zellen fettinfiltrirt. Galle dunkel. Die Milz fast ausnahmslos derb, dunkelbraunroth, von homogener Schnittfläche, in den bei weitem meisten Fällen viel schwerer und grösser als gewöhnlich (bis zu 7 Cm. Länge und 25 Grm. Gewicht). Die Nierencorticalis etwas verbreitert, dunkel, feinste Hämorrhagien in der Rinde, die Spitzen der Papillen dunkelschwarz mit Hämoglobininfarcten. In der Blase trüber, dunkler, dunkelgrünbrauner Urin. — In der Brusthöhle das Pericardium und Herz mit Ecchymosen, die Herzmusculatur fest, dunkelgrauroth, mitunter das Endocardium mit punktförmigen Hämorrhagien. Die Pleura ebenso wie das Peritoneum oft mit einem feuchtklebrigen Beschlage, ferner mit mehr minder zahlreichen Hämorrhagien. Die Bronchien etwas injicirt, bisweilen ebenso wie die Luftröhren- und Kehlkopfschleimhaut blassgelblich, einzelne Male etwas Emphysem und Oedem.

Die drüsigen Organe des Rumpfes wie Thyreoidea, Thymus, Bronchialdrüsen, Mammae, Mesenterialdrüsen, Lymphdrüsen des Magens, Inguinaldrüsen, alle mehr minder hyperämisch und vergrössert, geschwollen.

Das Gehirn oft in seiner Farbe verändert als röthlich, dunkelgrauroth, auch wohl deutlich gelblich oder grauviolett, bei in der Regel nicht wesentlich veränderter Consistenz. Oft feucht, etwas ödematös, seine Ventrikel öfter erweitert und auf dem Durchschnitte zahlreiche Gefässpunkte ersichtlich. — Die Gehirnhäute öfter ausgesprochen icterisch, mitunter mit zahlreichen punktförmigen Hämorrhagien und fein injicirt, und zwar sowohl die Dura als die Pia.

Am Rückenmark die Häute mässig blutreich, die Substanz zäh, fest, etwas hyperämisch, in dem Periost der Wirbelsäule reichliche Hämorrhagien und Oedem des Bindegewebes.

Mikroskopisch wurde im Blut constatirt: Eine starke Körnung und Vergrösserung der grösseren Blutkörperchen (auf das 3—4fache), im Plasma einzelne feinste Körnchen in lebhafter Bewegung, eine Vermehrung der farblosen.

Im Magen und Darm: desquamirte körnige Epithelien, reichliche freie punktirte Bakterienballen und Stäbchenbakterien und körniger Blutfarbstoff.

In der Leber deutliche Fettentartung der Zellen in vielen Fällen, 1 mal aber sehr wenig Fett (No. XVIII).

In den Nieren eine ganz minimale nur nach Essigsäurezusatz erkennbare Anhäufung feiner Fetttröpfchen. In den gewundenen und geraden Harnkanälchen die Lumina erweitert und ausgefüllt mit gelbrothen kuglig scholligen Massen, die sich durch Färbung und Glanz auf's Allerdeutlichste von unveränderten rothen Blutkörperchen unterscheiden. In einzelnen spärlichen kleinen Gefässen der Niere fand Prof. Weigert Mikrococcenanhäufung ohne erkennbare locale Beziehungen zu den localen Anhäufungen der gelbrothen Schollen. — In No. XXIV: an einer Stelle der Rinde zwei hyaline Cylinder (Birch-Hirschfeld).

Im Blutplasma fand Birch-Hirschfeld in No. XXIV vereinzelt zweigliedrige Kugelbakterien.

Im Herzen fand sich keine Verfettung in No. XI und XVIII, sonst jedoch oft (XII, XIV, XIX).

In den Lungen keine besonderen Anomalien.

In dem Urin: kein Gallenfarbstoff, keine Gallensäure, aber harnsaure Ammoniaksalze und bräunliche amorphe Massen, letztere auch in Form von Cylindern.

Wie ich schon im Eingang hervorhob, dachten wir bei den geschilderten Erkrankungen zunächst an irgend einer

Vergiftung. Obwohl es uns nun trotz aller Mühe nicht gelang dafür einen Anhalt zu finden, so müssen wir doch, weil von verschiedenen Seiten bestimmt behauptet worden ist, dass nur Vergiftung mit Phosphor solche Befunde herbeiführen könne, zunächst die klinischen und anatomischen Befunde der letzteren mit den von uns in der Endemie erhobenen vergleichen.

Wir fanden:	Bei acuter Phosphorvergiftung findet man nach Naunyn:
1. Die Haut: cyanotisch in No. I, II, IV, V, VI, VII, IX, X, XI, XIV, XVI, XVII, XVIII, XIV, XX, XXI, XXII, XXIII, XXIV also 19 Mal, nicht cyanotisch XIII „ 1 „ mit miliaria crystallina XVIII . . . . . also 1 „ icterisch: No. I, IX, X, XI, XII, XIII, XV, XVI, XVII, XVIII, XIX, XX, XXI, XXII, XXIII, XXIV also . . . . 16 Mal keinen Icterus: II, also 1 „ niemals Ecchymosen.	1. Die Haut: nach 2—3 Tagen icterisch, auch mit Urticaria. Blutungen in die Haut.
2. Von Seiten des Central-Nervensystems: die Kinder schläfrig, benommen: I, XVIII, XXI, XXIV, die Kinder sehr unruhig: XI, XII, XIV, XV, XVI, XXIV, mit convulsiv. Erscheinungen: a. der Extremitäten: I, IV, V, X, XI, XII, XIII, XV, XVI, XXI, XXII, XXIII, XXIV, b. überhaupt: II, III, IV, VII, IX, X, XIV, XV, XVII, XXIV, c. Zittern und Rotiren der Augen: I, III, IV, V, X, XVI, XVIII, XIX, XXI, XXII, d. Strabismus convergens: II, XVI, XIX, XXII, XXIV.	2. Centralnervensystem: Sensorium zuweilen ganz frei, sonst: Coma, Delirien, Convulsionen. Nach dem Erbrechen relative Euphorie 2—3 Tage.
3. Respirationsorgane und Circulation: Dyspnoë: IV, V, VI, XIV, XXII, frequente stöhnende Athmung: XI, XV, XVIII, XIX, XX, XXI,	3. Respirations- und Circulationsorgane: erschwertes Athmen, Geruch nach Phosphor, Herzschwäche,

Wir fanden:	Bei acuter Phosphorvergiftung findet man nach Naunyn:
Bronchialrasseln: VI, irreguläre Respiration: XVI, bis zuletzt doppelter Herzton, kein Phosphorgeruch, kein leuchtender Athem.	Puls sehr schwankend in der Frequenz. Schliesslich Schwinden des ersten Herztones.
4. Digestionsorgane:	4. Digestionsorgane:
fortwährend Speichelfluss: I, II, Soor: IV, V, XVII, galliges Erbrechen: I, XI, XIII, XX, XXIV, Erbrechen fehlte in der Hälfte der Fälle und war nicht leuchtend, und kein Mal blutig, Leib besonders Leber- und Magengegend aufgetrieben: XVI, XIX, XXIV, Schaum vor dem Mund: X, XV, XX, XXI, XXII.	Nasenbluten, Erbrechen, Leuchten des Erbrochenen und per anum Entleerten, später blutige Massen erbrochen, Darmblutungen, Leberschwellung.
5. Harnorgane:	5. Harnorgane:
Urin dunkelbraun bis dunkel braungrün: enthält: körnige Cylinder, gelbbraune Pigmentkörner, Detritus und Mikrococcen. Keine Gallenfarbstoffreaction XII, keine Gallensäure. Harnsaure Ammoniak- und bräunliche amorphe Massen, reichliche Epithelien der Harnwege XI, XII, XIX, XXII, XXIII, XXIV. Nicht nachweislich vermindert.	Abnahme der Menge, geringer Eiweissgehalt, häufig Blut, Gallenfarbstoff, Gallensäure, Fibringlieder, selten Leucin und Tyrosin, häufig Fleischmilchsäure.
6. Blut:	6. Blut:
syrupdick, lackfarben, dunkelbraunroth, dunkelgraubraun, jaucheähnlich (ohne Geruch) XIX, XXI, XXII, XXIV.	(In der Leiche schlecht geronnen, schmierig.)
7. Verlauf und Dauer:	7. Verlauf, Dauer:
Temperatur normal, fieberfrei, rasch ad finem abfallend, kein Mal bedeutende Steigerung. Dauer 6—108 Stunden, durchschnittlich 34 Stunden. In den leichteren Fällen 4—7 Tage XI, XXIV, XIII, und III.	leichtes Fieber, gegen Ende Temperaturabfall, oder bedeutende Steigerung. Dauer: 9 Stunden bis 3 Tage, oft eine, nicht selten 2 Wochen.

Leichenbefund bei unsern Beobachtungen:	Leichenbefund bei acuter Phosphorvergiftung:
Haut cyanotisch (19 Mal) resp. cyanotisch icterisch; gar keine Ecchymosen in derselben als in den tieferen Schichten der Kopfhaut.	Haut: Icterus der Haut und Conjunctiven fast ausnahmslos, nicht selten Ecchymosen oder Petechien.
Musculatur: trocken, blass und sehr blass (3 Mal), blassgrauroth, blassgelblich, blassgelbbräunlich 6 Mal.	Musculatur: meist gelblich-roth, fettig.
Centralnervensystem: Gehirnhäute: oft blutreich, injicirt, wiederholt (XX, XXI, XXIII) mit punktförmigen Hämorrhagien und mit Oedem (XI, XII, XIV, XV, XVI, XIX), Gehirn: Farbe grauroth, XII, XV, XVI, XXI, grauviolett: XIV, icterisch: XII, XVI, XX, deutliche Gefässinject. XII, XIV, XVI, XXI, XXIII, Ventrikel erweitert: XII, XVI, XIX, XX, XXI.	Centralnervensystem: keine wesentlichen Veränderungen.
Respirationsorgane: Pericard. gewöhnlich, Endocard selten mit Ecchymosen. Herzfleisch: meist fettig, zwei Mal aber nicht verfettet (XI, XVIII).	Respirationsorgane: Pericard u. Endocard mit Ecchymosen: Herzfleisch brüchig, fettig; acutes Fettherz.
Lungen: Ecchymosen pleurale, Bronchialdrüsen oft vergrössert, geschwellt.	Lunge:. Hypotasen, pleurale und bronchiale Ecchymosen.
Gefässe grosse: Intima icterisch.	Gefässe: Wand der kleinsten Gefässe und Capillaren nach Klebs verfettet.
Digestionsorgane: kein Knoblauchgeruch.	Digestionsorgane: Bei Eröffnung der Bauchhöhle: knoblauchartiger Geruch phosphorhaltiger Substanzen.
Leber: meist fettig degenerirt, sehr wenig Fett (XVIII); marmorirt, blass braungelb, hier und da Ecchymosen unter der Kapsel.	Leber: enorm vergrössert, hochgradige Fettleber, blassgelb oder starkgelb, Acini deutlich gross, Substanz brüchig, fettig; hier und da Ecchymosen unter der Kapsel oder längs der Gefässe.
Milz: fast constant derb, sehr vergrössert.	Milz: öfters frisch vergrössert.
Magen: aufgetrieben, Schleimhaut geschwellt, mit Injection, hie und da Ecchymosen (VII, XXIII), Wand erweicht (XXI, XXII).	Magen: Schleimhaut geschwellt, graulich und trüb mit kleineren oder grösseren Ecchymosen, selten kleine Geschwüre in der Regio pylorica.

Leichenbefund bei	
unsern Beobachtungen:	acuter Phosphorvergiftung:
Duodenum: ähnlich.	Duodenum: Schleimhaut oft ähnlich.
Dünn- und Dickdarm: Mucosa geröthet, geschwollen, häufig Ecchymosen bis tief hinab, circulär und längs gelagert. Schwellung, Hyperämie der Follikel und der Peyer'schen Plaques. Schwellung der Magen-, Lymph- und der Mesenterialdrüsen: ebenso der Inguinaldrüsen. Nieren nicht vergrössert. Hämorrhagien in der Rinde; Spitze der Papillen schwärzlich.	Dünn- und Dickdarm: Schleimhaut blass, hie und da mit Ecchymosen. Magen- und Darminhalt oft bluthaltig. Darminhalt oft gallearm oder gallefrei, die Gallenblase wenig gefüllt mit galliger oder mehrschleimiger Flüssigkeit, Nieren sehr vergrössert und verfettet.
Mikroskopisch: Fettinfiltration der Leber, der Nieren; Haemoglobininfarcte, Bakterien im Blut, Nieren, Darm u. Magen.	Mikroskopisch: Leberzellen, Magendrüsenzellen, Zellen der Nierenepithelien mit feineren oder grösseren Fetttropfen vollgestopft.
Blut: Vergrösserung und Vermehrung der farblosen Blutkörper, kleine Molecule mit Bewegung im Plasma, Consistenz dicklich, Farbe dunkellackähnlich.	Blut: schlecht geronnen, schmierig.
Chemisch: kein Phosphor nachgewiesen.	Chemisch: Phosphorleuchten, Nachweis von P. im Magen und Leber.
In den acutesten Fällen: nie negativer Befund.	Bei Vergiftungen, die in wenigen Stunden tödtlich endeten, in einzelnen Fällen der Leichenbefund fast völlig negativ.

Wir haben aber ausserdem die später erwähnten Organe eines Kindes (No. XXIV) von einem für solche Untersuchungen gerichtlich angestellten Chemiker exploriren lassen und fügen daher zunächst dessen Bericht ein.

Bericht des Dr. Filsinger über die chemische Untersuchung.

Nachstehend erlaube ich mir, meinen gutachtlichen Bericht über die chemische Untersuchung der mir am 29. v. M. zur Prüfung auf Phosphor, chlorsaures Kalium und Arsen überbrachten Leichentheile etc. ganz ergebenst zu überreichen.

Am genannten Tage empfing ich ein, mit dem unverletzten Siegel „Dr. Meyburg“ wohl verschlossenes Glasgefäss, enthaltend:

a) Magen und Darm
b) Speiseröhre
c) Niere
d) Milz
e) Leber
f) Blut (in einem Proberöhrchen)
g) Urin „ „ „ „

einer Kindesleiche, und wurde zugleich dahin beauftragt, ein jedes dieser Präparate für sich gesondert auf die erwähnten Stoffe zu prüfen. Hinsichtlich der darauf hin vorgenommenen Arbeiten resp. der befolgten analytischen Methoden habe ich Folgendes zu erwähnen:

1. Prüfung auf Phosphor.

Zur Vornahme derselben wurden die festen Organe zunächst fein zerschnitten, in einen Stehkolben von 150 Cc. Wasser-Capacität gegeben, mit destillirtem Wasser übergossen, durch Zusatz einer Auflösung chemisch reiner Weinsteinsäure deutlich sauer gemacht und mit dem Kolben ein doppelt rechtwinklig gebogenes Gasleitungsrohr verbunden. An den kurzen Rohrschenkel fügte ich einen vertikal gestellten Liebig'schen Kühler und erhielt so den zuerst von E. Mitscherlich empfohlenen Apparat zum Nachweis des Phosphors, wie er sich in Otto's Anleitung zur Ausmittelung der Gifte, V. Auflage, Seite 13 abgebildet und eingehend beschrieben findet. In diesem Apparate wurden, aus dem mit Sandbad umgebenen Kölbchen, die genannten Objecte, an welchen irgend ein auffälliger, phosphorähnlicher Geruch „nicht“ zu bemerken war, in der angeführten Reihenfolge der Destillation unterworfen, sowohl bei Tageslicht, als namentlich auch am späten Abend im total verdunkelten Raume und unter Innehaltung aller Cautelen, die sich loco citato angegeben finden. Bei keiner der sieben Destillationen, die bis zur Gewinnung von je 15—20 Cc. Destillat fortgesetzt wurden, war es möglich, auch nur eine Spur jenes charakteristischen Leuchtens zu beobachten, das bei Gegenwart von Phosphor sich an der Stelle zeigt, an welcher die Dämpfe oben in den Liebig'schen Kühlapparat eintreten. Alle Destillate zeigten auf Lackmus schwach saure Reaction, waren meist vollständig klar und farblos, ohne auffallenden phosphorähnlichen Geruch und enthielten keinerlei Phosphorkügelchen bez. Tröpfchen. Nach Zufügung eines reichlichen Ueberschusses an starkem Chlorwasser wurden sie einige Zeit in Digestionstemperatur erhalten und dann im Wasserbade bis auf einen geringen Rückstand eingedampft. Von den erhaltenen Auflösungen dieser Verdampfungsrückstände, welche bei Anwesenheit von Phosphor in den Präparaten der Leiche nothwendiger Weise nach dieser Behandlung Phosphorsäure enthalten mussten, fügte ich einen Theil zu erwärmter Molybdaenflüssigkeit (1 Th. Molybdaensäure in 4 Th. Ammoniakflüssigkeit gelöst, die Lösung in 15 Th. Salpetersäure von 1,200 specif. Gew. gegossen, nach längerem Stehen filtrirt) und versetzte einen anderen mit Fresenius'scher Magnesiamixtur (31 Theile crystall. Chlormagnesium, 37,5 Th. Chlorammonium, 150 Th. Ammoniakflüssigkeit und 300 Th. Wasser). Bei der ersten Probe war keine Spur des charakteristischen, gelben Niederschlages von phosphormolybdaensaurem Ammoniak zu bemerken; es trat nicht einmal eine gelbe Färbung der Flüssigkeiten ein; auch mit dem zweiten Reagens blieben die Auflösungen der Verdampfungsrückstände absolut klar, auch nach 24 stündiger Ruhe. —

Aus diesen Ergebnissen ist mit Sicherheit zu folgern, dass „keines“ der Prüfungsobjecte Phosphor bez. phosphorige Säure enthalten hatte. —

Da ich bisher noch keine Gelegenheit gefunden hatte, mich durch den Gegenversuch von der Empfindlichkeit der Mitscherlich'schen Methode des Phosphornachweises in derartigen Gemischen organischer Substanzen zu überzeugen, so versetzte ich 30 Gr. schon seit längerer Zeit aufbewahrter Rindfleischreste mit der abgeschabten Kopfmasse zweier Reibzündhölzchen, überliess die Mischung noch 2 Tage in einem offenen Becherglase der Ruhe und destillirte sie darauf, zu 75 Gr. mit Wasser verdünnt und mit Weinsteinsäure angesäuert, in dem erwähnten Apparate. Bei dieser Operation konnte ich nicht nur das Phosphoresciren im Gasleitungsrohre ungefähr 5 Minuten mit voller Deutlichkeit bemerken, sondern auch in dem fractionirt aufgefangenen Destillate, zwar keinen regulinischen Phosphor auffinden, wohl aber mit Auflösung von salpetersaurem Silber phosphorige Säure, und nach Einwirkung von Chlorwasser Phosphorsäure durch die angeführten Reactionen mit Molybdaenflüssigkeit und Magnesiamixtur „sicher“ nachweisen. —

2. Prüfung auf chlorsaures Kalium.

Weil die Kölbchenrückstände der Untersuchung auf Phosphor, trotz der Anwendung der Weinsteinsäure, noch nicht coagulirte Albuminate enthielten und deshalb nur äusserst langsam filtrirbar waren, fügte ich ihnen zunächst starke Essigsäure hinzu, kochte einige Minuten auf und gab die breiartigen Massen auf genässte, flache Filter aus schwedischem Filterpapier. Nach dem Ablaufen der ziemlich schnell durchdringenden, klaren Flüssigkeiten wusch ich mit heissem Wasser nach und erhielt so ziemlich dunkel gefärbte Filtrate, in welchen ein etwaiger Gehalt der Objecte an chlorsaurem Kalium sich befinden musste. In Rücksicht der noch auszuführenden Untersuchung auf Arsen benutzte ich zur weiteren Prüfung nur einen Theil der Filtrate, erwärmte mit selbst gereinigter Thierkohle bis zur ziemlichen Entfärbung, filtrirte wiederum und brachte die durchgelaufenen Flüssigkeiten in flachen Meissner Porzellanschälchen auf dem Wasserbade zur vollkommenen Trockne. Es resultirten nur unbedeutende, wenig gefärbte, zähe Extractmassen, in denen auf chlorsaures Kalium bez. Chlorsäure reagirt wurde:

1. durch Besichtigung mittelst der Loupe und des Mikroskops;
2. durch Zusammenreiben der Rückstände mit kleinen Mengen von präcipit. Schwefel und Erhitzung der Gemenge;
3. durch Erwärmung mit concentr. Schwefelsäure und
4. durch Erhitzung mit concentr. Chlorwasserstoffsäure.

Da hierbei weder die eigenthümlichen, monoklinischen, durch ihr Farbenspiel ausgezeichneten Kryställchen des Kaliumchlorats wahrzunehmen waren, noch eine Verpuffung bez. Entbindung von Chlorsäure resp. unterchloriger Säure eintrat, vielmehr alle 4 Reactionen übereinstimmend negative Ergebnisse lieferten, so muss ich dahin urtheilen, dass keines der Prüfungsobjecte chlorsaures Kalium bez. Chlorsäure enthalten hatte. —

3. Prüfung auf Arsen.

Nach Vereinigung der grösseren, für die Untersuchung sub 2 nicht mitbenutzten Filtratantheile mit den festen Rückständen der Phosphorprüfung unternahm ich in grösseren Kolben die Zerstörung aller organischen Substanz durch längeres Erwärmen der Massen mit Salzsäure und chlorsaurem Kalium, genau nach den Rathschlägen resp. Anleitungen, welche Otto in seinem citirten Werke Seite 96 u. folgd. darüber ertheilt, erwärmte schliesslich bis zum Verschwinden des Chlorgeruchs, verdünnte, filtrirte durch glatte Filter aus schwedischem Papier und wusch die Filterrückstände mit heissem Wasser nach. Darauf fand Behandlung der erwärmten Flüssigkeiten mit doppelt gewaschenem Schwefelwasserstoffgas derart statt, dass sie, mit dem Gase reichlich gesättigt, 36 Stunden hindurch der Ruhe überlassen wurden. Da nach Ablauf dieser Zeit noch sämmtliche Flüssigkeiten einen starken Schwefelwasserstoffgeruch zeigten, unterblieb eine weitere Einleitung des Gases; es wurden die unbedeutenden, gelblich gefärbten Niederschläge auf kleinen Filtern gesammelt, die Filtrate durch Abdampfen concentrirt, ausgeschiedene Flöckchen mit den Niederschlägen vereinigt und der Inhalt der Filter durch dünnes Schwefelwasserstoffwasser ausgewaschen. Nach erfolgtem Trocknen mischte man Filter und Inhalt mit kleinen Mengen Salpeter und Soda, trug die Gemische zur Zerstörung alles Organischen und Oxydation eines event. Gehaltes an Schwefelmetall in dunkelroth glühende Porzellantiegelchen ein, nahm die erkalteten Schmelzen mit Wasser auf, übersättigte mit concentrirter Schwefelsäure und erhitzte so lange auf dem Sandbade, bis sämmtliche Oxyde des Stickstoffs sicher entfernt waren, d. h. bis Schwefelsäuredämpfe auftraten. Nach dem Erkalten und Verdünnen folgte Untersuchung der Flüssigkeiten, welche etwa vorhandenes Arsen als Arsensäure enthalten mussten, im Marsh'schen Apparate, sowohl durch anhaltendes Glühen des Gasleitungsrohres, als auch mittelst Einhaltens kalter Porzellanplättchen in die Wasserstoffflammen; conf. Otto's Anleitung, Seite 111 u. folg.

Da ich bei diesen Arbeiten ebenfalls nur negative Resultate d. h. keine Spur eines Arsenspiegels erhielt, so muss ich mein End- und Gesammturtheil über die angestellten Untersuchungen pflichtgemäss dahin abgeben, dass sich in allen sieben, auf Seite 1 speciell angeführten Prüfungsobjecten die Abwesenheit von Phosphor, chlorsaurem Kalium bez. Chlorsäure und Arsen „zweifellos“ herausgestellt hat.

Dresden, 20. Mai 1879.

Nach allen diesen Vergleichen und Untersuchungen glaube ich mit der grössten Bestimmtheit behaupten zu können, dass die Annahme einer Phosphorvergiftung für unsere Fälle völlig unhaltbar ist und finde den Hauptunterschied von derselben:

klinisch in der so häufigen und starken Cyanose der Erkrankten, von welcher wir bei Phosphorvergiftung nichts hören, ferner in den so frühzeitig und constant auftretenden Gehirnsymptomen, dann in der charakteristischen Urinveränderung und endlich in der eigenthümlichen Eindickung und lackfarbenen Beschaffenheit des Blutes;

anatomisch am wesentlichsten in der fast immer sehr vergrösserten und derben, dunkelbraunen, festen Milz, in den sehr häufig geschwollenen, reticulirten und ecchymosirten Peyer'schen Plaques, den vergrösserten Mesenterialdrüsen, der Verengerung des Dickdarms — kurz in den wesentlichen Anomalien in der ganzen Länge des Darmtractus; endlich in den charakteristischen Nierenbefunden (Hämoglobininfarcte);

chemisch in der Unmöglichkeit in Speiseröhre, Magen, Darm, Leber, Milz, Blut und Urin auch nur Spuren von Phosphor nachzuweisen.

Was die Frage nach Arsenikvergiftung betrifft, so ist auch diese Vergiftungsart klinisch, anatomisch und chemisch auszuschliessen.

Klinisch, weil in sehr vielen unserer Fälle nicht ein

einziges Mal Erbrechen eintrat, niemals heftige Durchfälle, niemals Reiswasserstühle vorhanden waren, dagegen jedesmal Krämpfe vor dem lethalen Ausgang. Niemals wurden Eczema- oder Urticaria-ähnliche Ausschläge gefunden.

Anatomisch, weil keine Geschwürsbildung im Magen sondern unter allen 20 Fällen nur 1 Mal Erosionen gefunden wurden; ferner, weil ausser der vorhandenen Magen-, Leber- und Herzaffection doch auch der ganze Darm erkrankt und die drüsigen Apparate alle geschwellt waren.

Chemisch, weil weder in der Leber, noch im Magen, Milz, Urin, Nieren und Blut Arsenik chemisch nachgewiesen werden konnte.

Ueber die toxischen Wirkungen des Kali chloricum besitzen wir eine Arbeit von Isambert (Schmidt's Jahrbücher Bd. 172 p. 231), in welcher nachgewiesen ist, dass dasselbe unverändert mit dem Urin u. s. w. ausgeschieden wird, dass das Venenblut, in Contact mit Kali chlor. allmälig braun wird und demnächst ein lackfarbiges schwer vom Serum trennbares Coagulum entsteht. Nislon und Isambert nahmen 20 Grm. Kaliumchlorat ohne andere Symptome als etwas Magendrücken, Speichelfluss und copiösen Abgang abnorm grosser Mengen Harnsäure enthaltenden Urins.

In einem Fall von Lacombe starb ein Mann, der 60 Grm. Kaliumchlorat genommen unter Convulsionen und übermässigem Purgiren. Die Veränderungen in den Nieren, welche in der von Prof. Weigert angestellten Section constatirt wurden, sind nach dessen Privatmittheilung keine gewöhnlichen Nierenblutungen, sondern Haufen veränderter Blutkörperchen resp. von Blutfarbstoff, und Herr Dr. Marchand, der viel über Kalichloricum - Vergiftung experimentell gearbeitet hat, soll Herrn Prof. Weigert erklärt haben, dass diese Nierenbefunde ganz ebenso wie bei jenen Vergiftungen wären.

Ich muss gegen den Verdacht, dass es sich in allen unsern Fällen um Vergiftung mit Kali chloricum gehandelt haben könne, einwenden, 1) dass es chemisch in den Organen nicht nachgewiesen werden konnte, 2) dass nur kleine Quantitäten von Kali chloricum in jener Zeit von zwei Unterhebeammen gegen Angina gebraucht worden, sonst das genannte Arzneimittel gar nicht in unsere Anstalt gekommen ist, 3) dass meines Wissens Cyanose und Icterus und Milzschwellung und Schwellung der Peyer'schen und Mesenterialdrüsen bei jenen — allerdings sehr seltenen Vergiftungen mit Kali chloricum — noch niemals nachgewiesen worden sind.

Erwähnen will ich weiter noch, dass ähnlich jenen Veränderungen auch die Befunde waren, welche Ponfick (Virchow's Archiv LXII und LXIII) bei künstlichen Transfusionen mit defibrinirtem Lammblut an Hunden fand, nämlich: Hämoglobinurie, indem im Harn mikroskopisch keine Spur eines farbigen Blutkörperchens, wohl aber im Spektroscop eine bedeutende Menge Hämoglobin und ausserdem im Urin eigenthümlich bräunliche Cylinder sich fanden. Es soll nach P. dieses Hämoglobin von den rothen Blutkörperchen des injicirten Blutes herrühren und von der Niere unter Entstehung von entzündlichen Erscheinungen in derselben (Anfüllung der Tubuli recti und contorti mit Cylindern von hyaliner oder körniger Grundlage, imbibirt mit einer hämoglobinartigen Materie) ausgeschieden werden. (Berl. kl. Wochenschr. 1875 pag. 391).

Aehnliche Nierenveränderungen fand ferner Ponfick (Berl. klin. Wochenschrift 1877 pag. 672) bei acut tödlichen Verbrennungen. Die rothen Blutkörperchen wurden durch eine Art von Zerbröckelungs- oder Zerfliessungsvorgang in eine Unzahl kleiner gefärbter Partikeln aufgelöst und das so frei im Blut circulirende Hämoglobin durch die Nieren nach aussen geführt u. s. w.

Aber auch um solche Verbrennungen kann es sich in unsern 24 Fällen bestimmt niemals gehandelt haben, weil 1. jedes Bad von der Oberhebeamme in Gegenwart der Unterhebeammen und auch öfter der Aerzte mit dem Thermometer geprüft worden ist und 2. weil nicht ein einziges Mal auch nur Spuren von Verbrennung an der Körperoberfläche der lebenden Kinder oder der Cadaver gefunden worden sind.

Ein Gift, welches indessen in grossen Mengen in unserem Hause verbraucht wird, ist die Carbolsäure, und wir haben die Möglichkeit, dass sie die Urheberin der verschiedenen Erscheinungen sein könne, von Anfang an berücksichtigt. Ich glaubte mich bestimmt gegen die Annahme einer Carbolintoxikation aussprechen zu können: Erstlich weil die Kinder äusserlich weder Umschläge noch Compressen mit Carbolsäure erhalten hatten und weil ich der Ansicht war, dass die Unterlagen, welche in Seifen- und später in Carbolwasser gewaschen, und im Freien bis fast zur Geruchlosigkeit getrocknet, nun unter den mit einer Windel umhüllten Steiss des Kindes gelegt und dann so von dem am Rumpf gebundenen Federbettchen umhüllt wurden, dass sie von den Respirationsorganen des Kindes völlig abgeschlossen waren — nicht im Stande sein könnten irgend einen schädlichen Effect auf das Kind auszuüben. Ich bin dieser Ansicht auch heute noch, da ja von Erwachsenen grosse Quantitäten von Dämpfen stundenlang (bei Operationen) eingeathmet, kaum Spuren von Intoxicationen machen und die hier in den kindlichen Organismus möglicherweise eindringende Quantität unendlich viel kleiner sein musste, dieselbe ausserdem aber von der Einwirkung auf die Körperoberfläche bestimmt ausgeschlossen war.

Es wäre aber doch immerhin denkbar, dass, da in verschiedenen Räumen des Hauses grössere Flaschen mit 2- und 5procentiger Carbolsäurelösung stehen, durch Fahrlässigkeit oder Verbrechen diese Flüssigkeiten Kindern in irgend einem Vehikel (Thee, Milch u. s. w.) zugeführt worden wären. Wir müssen also unsere Befunde bei den Kranken und in der Leiche auch noch mit denen des acuten Carbolismus vergleichen.

Die Erscheinungen des letzteren nach Husemann (Handbuch der Arzneimittellehre I. p. 301—303, 1874) sind nur bei grossen Dosen: sofortiger Verlust des Bewusstseins, der Sensibilität und der Locomotion mit Blässe des Gesichts, stertoröse Respiration, kalten Schweissen, häufig auch Pupillenverengerungen und frequentem Puls, selten Trismus. Aber weder nach kleineren noch nach grösseren, weder bei Einführung unreiner, noch da, wo wirklich reine Carbolsäure beim Menschen zu Vergiftungen Anlass gab, sind beim Menschen jemals klonische Krämpfe in Folge derselben beobachtet worden. Das sind also schon vom klinischen Standpunkt aus ganz frappante Unterschiede. Wir haben aber ferner niemals im Munde oder an den Lippen irgendwo oberflächliche Anätzungen in Form trockner weisser Flecken u. s. w. gefunden. Anatomisch wird angegeben, dass weder bei acutem noch protrahirtem Carbolismus fettige Degeneration der Leber und anderer Organe ein charakteristisches Phänomen sei und dass das Blut stets dunkel, auffallend in seiner Coagulabilität vermindert sei, während wir die erstere sehr gewöhnlich und die letztere durchaus nicht fanden. Auch werden von keinem einzigen Beobachter die massenhaften Ecchymosen, die wir in fast allen Organen fanden, bei dem Carbolismus überhaupt nur erwähnt.

Ich bin also der Ansicht, dass diese Unterschiede wichtig genug sind, und dass die Cyanose und der Icterus, die constanten starken Krämpfe, die fettige Degeneration so vieler Organe und die massenhaften Hämorrhagien wohl mit Bestimmtheit den acuten und chronischen Carbolismus in unsern Fällen ausschliessen lassen.

Es giebt nun aber einen Fall von angeblicher Carbolvergiftung bei einem 7 Wochen alten Kinde in der Literatur (von Abelin in Stockholm: Schmidt's Jahrbücher Bd. 173 S. 163), welcher viele Aehnlichkeit mit unseren Fällen darbietet: In diesem wurden nämlich durch Umschläge mit Compressen, die in 2procentiger Carbolsäure getaucht worden waren, folgende Erscheinungen bewirkte: schwärzlich gefärbter Harn, Collapsus, kalte Haut, gelblich bleiche Farbe, klebriger Schweiss, Erbrechen, geringe Contraction der Pupillen, spasmodische Zuckungen der Augenlider und Augäpfel, mitunter Strabismus, langsame, stockende und mühsame Respiration, Wimmern, zunehmende Schlingbeschwerden und zuletzt Unfähigkeit zu schlingen. Nach Anwendung verschiedener Stimulantien schien sich der Zustand etwas zu bessern, bald aber trat von Neuem Collaps ein und das Kind starb $20^1/_2$ Stunden nach der ersten Anwendung der Carbolsäure.

Bei der Section fand man: Hirnwindungen abgeplattet,

bedeutendes Oedem der Hirnhäute, deren Blutgefässe überall stark injicirt. Rindensubstanz dunkel, livide, Marksubstanz blutig gesprenkelt, Schnittfläche wässerig glänzend und die Substanz weicher als in der Norm. Kleinhirn stark blutüberfüllt. Pericardium von serösem Exsudat ausgedehnt, Herz mit dunkelrothem Blut gefüllt, seine Substanz brüchig und blass. Milz vergrössert, Consistenz morsch, Blutgehalt bedeutend vermehrt. Leber: Consistenz weicher als normal, von blasser Schnittfläche, an manchen Stellen deutlich gelbliche Verfärbung in den Centren der Acini. Beide Nieren vergrössert, knollig, Kapsel leicht ablösbar, Rindensubstanz deutlich gelb, Pyramiden grauroth. Mikroskopisch erscheinen die Tubuli contorti erweitert, mit Fettkörnern erfüllt, an mehreren Stellen war kaum noch eine Spur von Epithelzellen. An anderen waren diese vergrössert, starkkörnig und ohne deutliche Umrisse. In den Tubulis rectis fand sich wie überall, Fettentartung, aber nicht so weit wie in den Tubulis contortis.

Nehmen wir zunächst an, dass in diesem Falle wirklich die Carbolsäure Ursache all' dieser Organveränderungen gewesen sei, so finden wir sehr wesentliche Unterschiede von unseren Fällen darin, dass bei den letzteren kein Collaps, sondern icterische Cyanose und sehr gewöhnlich starke convulsivische Erscheinungen sich fanden, nicht blos das Zittern der Augen und der Strabismus. Wir fanden ferner in unseren Fällen immer mehr oder minder zahlreiche Ecchymosen in den verschiedensten Organen, von denen hier auch nicht ein einziges Mal die Rede ist; wir wiesen ausserdem eine fast constant beträchtlich vergrösserte Milz nach, welche derb und fest, nicht matsch war und wir constatirten in den Nieren Hämoglobininfarcte und Hämoglobinurie, wovon hier gar keine Rede ist; endlich vermissen wir in dem erwähnten Falle auch all' die charakteristischen Magen-Darmveränderungen, die in unseren Fällen vorkommen — also auch hiernach könnten unsere Erkrankungen nicht von Carbolsäure hergerührt haben.

Der von Prof. Abelin beschriebene Fall scheint mir aber überhaupt gar kein Fall von acutem Carbolismus zu sein, denn das Kind war vorher an Varicellen erkrankt, bekam davon Eiterung einer der Pusteln und in deren Umgebung Erysipel mit 39,2° C. Temperatur und starb nun bei Abnahme der Temperatur unter jenen Carbolsäurecompressen in $23^1/_2$ Stunden — wie ich glaube, an Meningitis und Encephalitis nach Erysipel, aber nicht an Carbolintoxication!

Da einzelne der erkrankten Kinder schon vor ihrer Erkrankung ein oder mehrmals kleine Quantitäten Thee erhalten hatten, so haben wir auch die Töpfe, in denen der Thee bereitet, ferner den Thee (Lindenblüthenthee) selbst und das Leitungswasser, mit welchem er bereitet wurde, der chemischen Untersuchung unterziehen lassen und zwar von verschiedenen Seiten. Bemerken will ich dabei nur, dass das Leitungswasser von allen Personen unseres Instituts als Trinkwasser benutzt wird und dass das seit Jahren geschieht, ohne dass bisher jemals ähnliche endemische Krankheiten vorgekommen wären. Die Resultate der Untersuchungen lauteten in Bezug auf die Töpfe, dass deren Glasuren bleifrei und die der eisernen zwar zinkhaltig seien, aber in einer in Wasser und verdünnten Säuren unlöslichen Form. In der Lindenblüthenabkochung wurde kein Zink, kein Arsen, kein Phosphor, kein Kali chloricum nachgewiesen. Das Wasser der I. Etage glich dem Leitungswasser in jeder Beziehung und enthielt nur 4—5 Milligramm organische Substanzen in 1 Liter.

Dagegen war das in der II. Etage durch ausgeschiedenes Eisenoxyd stark getrübt, schied reichlichen an Infusorien freien Bodensatz an Eisenoxydschlamm ab und in dem abfiltrirten Wasser wurden 16 Milligramm organische Substanz per Liter, ausserdem ziemlich viel, wenigstens sehr deutlich Ammoniak nachgewiesen, welches dem reinen Leitungswasser fast völlig fehlt. Jedenfalls war, nach der Ansicht von Herrn Hofrath Fleck, die übersendete Wasserprobe aus der westlichen Hälfte der II. Etage des Instituts als sehr unrein und für Genusszwecke nicht geeignet zu betrachten.

Das ist der einzige Anhaltspunkt, den wir bei allen unseren Nachforschungen gewonnen haben und dessen Benutzung als alleinige Ursache der Endemie auch noch auf zwei der gewichtigsten Bedenken stösst. Denn erstlich haben manche Kinder gar keine Spur oder nur minimale Quantitäten ($^1/_2$ Theelöffel voll) nachher im Thee bekommen und dann sind die ersten Erkrankungen gerade nicht in der II. Etage, sondern in der I. und an dem entgegengesetzten Ende des Hauses aufgetreten. Ausserdem haben die Mütter, welche viel mehr Thee getrunken hatten, niemals ähnliche Erscheinungen gezeigt, wie ihre Kinder.

Wie nun die organischen Substanzen in das Rohr der II. Etage, welches continuirlich mit dem der ersten zusammenhängt, gekommen sind, das zu ermitteln ist uns nicht gelungen. Bemerkt sei aber, dass mit dem regelmässigen Wechsel in der Belegung der Wöchnerinnenzimmer, einzelne dieser Rohre in I. und II. Etage immer etwa 6—8 Tage ausser Gebrauch sind, wenn die ihnen benachbarten Zimmer leer sind. Erwähnt sei ferner, dass die zuerst erkrankten Kinder alle noch gebadet worden sind und auch solche, die nur die Mutterbrust bekamen, von dem Badewasser möglicherweise etwas geschluckt haben können und hinzugesetzt endlich, dass den bereits erkrankten Kindern im Anfang wenigstens, weil sie nicht mehr tranken, öfter etwas Thee mit einem Löffel eingeflösst worden ist.

Natürlich haben wir nun auch nach den verschiedensten Richtungen hin alle die Personen untersucht und examinirt, welche mit den erkrankten Kindern in Berührung gekommen sind und ebenso die Mütter der Kinder. Von allen den an Eidesstatt abgegebenen Erklärungen erwähnen wir nur die in Betreff des Kindes der Mutter No. XXI., weil dieses am allerfrühesten und am intensivsten erkrankte — nämlich am 19. April und bereits am 21. April starb — dass dasselbe wie die Mutter und drei Hebammenschülerinnen, welche mit demselben zu thun gehabt haben, auf das Bündigste versichern, dass das Kind nur ein einziges Mal an die Mutterbrust gelegt worden sei und sonst von keiner Person irgend Etwas Festes oder Flüssiges eingeflösst bekommen habe. Dieses Kind ist nun auch nicht ein einziges Mal gebadet worden.

Endlich haben wir eine verheirathete Frau, die hier ihr Kind in der Endemie verloren hatte, und zwar in der Nacht vom 9. zum 10. April — am 30. April noch ein Mal in Gegenwart zahlreicher Zeugen vernommen: um zu ermitteln, ob sie jetzt irgend Jemanden in Betreff der Erkrankung ihres Kindes beschuldigen könne, insbesondere ob dasselbe verdächtige Flüssigkeiten erhalten habe, allein auch diese Vernehmung war resultatlos: das Kind hatte nur mit Wasser verdünnte Schweizermilch und ein Mal $^1/_2$ Theelöffel voll Thee bekommen und letztere bereits nach seiner Erkrankung.

So haben also alle unseren Nachforschungen ergeben, dass nirgendwo eine Fahrlässigkeit oder auch nur die Spuren eines Verbrechens nachzuweisen und dass der einzige schwache Anhaltspunkt für die Erklärung der Endemie in dem Genuss eines an organischen Bestandtheilen, namentlich an Ammoniak abnorm reichhaltigen Leitungswassers gefunden worden ist.

Diese Thatsache verdient allerdings insofern Beachtung, als durch sie die Magen- und Darmbefunde, die Beschaffenheit der Milz, die Schwellungen aller Lymphdrüsen u. s. w. die ungezwungenste Erklärung finden würden. Indessen konnten wir für mehrere der besonders stark erkrankten Kinder diese Ursache mit ziemlicher Sicherheit ausschliessen. Auffällig bleibt dabei ausserdem noch, dass die schlechte Wasserbeschaffenheit erst gegen Ende der Endemie gefunden wurde und dass vor und nach derselben die Benutzung jener Leitungsröhre ohne allen Schaden geschah, denn wir haben vor dem 23. März keine Erkrankung jener Art gehabt und auch nach dem 29. April keine derselben wieder beobachtet.

Könnte es hiernach den Anschein gewinnen, als ob unsere Endemie wegen der erwähnten Ursache unter die typhoiden Erkrankungen zu rechnen wäre, so wollen wir nicht unterlassen hervorzuheben, dass die von uns beschriebene Erkrankung sich auch vom Typhus in allen wesentlichen Punkten, sowohl klinisch als anatomisch unterscheiden. Klinisch, weil weder Roseola typhosa, noch überhaupt Fieber, noch charakteristische Typhusstühle gefunden wurden und der ganze Verlauf ein viel rapiderer als der beim Typhus gewöhnliche war. Anatomisch, indem hier keine markigen Infiltrationen der solitären Follikel und Peyer'schen Plaques, keine Schorfe derselben und keine Geschwüre, auch keine breiig erweichte Milz gefunden wurde, dagegen massenhafte Ecchymosen in den verschiedensten Organen, Hämoglobininfarcte u. s. w.

Schliesslich sei noch erwähnt, dass man mich von verschiedenen Seiten darauf hinwies, unsere Fälle hätten Aehnlichkeit mit den neuerdings von Parrot beschriebenen in Gerhardt's Handbuch der Kinderkrankheiten von Monti (Band IV., 3. Abtheilung, p. 387—390) citirten. Allein in den Parrot'schen Fällen, welche von ihm selbst als Tubularhämaturie bezeichnet werden, war die Niere der Neugeborenen hellgelb gefärbt, von rosa gefärbten Flecken durchsetzt, die Pyramiden rothbraun; zuweilen waren in dem Nierenparenchym Erweichungsheerde, an den Papillen und Pyramiden sah man in der Richtung der Bellini'schen Röhrchen schwarze Streifen. Im Nierenbecken und Nierenkanälchen waren überall Blutkörperchen nachweisbar. Bei der mikroskopischen Untersuchung erwies sich das Epithel der Bellini'schen Röhrchen bald ganz erhalten, bald vollständig zerstört, die erwähnten Häufchen in den Bellini'schen Röhrchen waren solide oder hohle Cylinder, welche aus Blutkörperchen bestanden. Hier handelt es sich also ganz zweifellos um eine Hämaturie, während in unseren Fällen von den competentesten Beobachtern gerade die Hämoglobinurie sicher constatirt worden ist.

Ich sehe mich also, nachdem alle diese Vergleiche zahlreiche Unterschiede zwischen den von uns beschriebenen und den bisher bekannten Infections- und Intoxikationskrankheiten ergeben haben, immer noch gezwungen, sie als eine (ätiologisch mindestens zweifelhafte) bisher nicht beschriebene, also neue zu behaupten und ihr nach den wichtigsten und constantesten Symptomen ihren Namen zu geben als: Cyanosis icterica afebrilis cum haemoglobinuria.

Anhang zum Vortrage des Herrn Winckel.

Von

Med.-Rath Dr. Birch-Hirschfeld

in Dresden.

Vom Verfasser des vorstehenden eingehenden Berichtes freundlich dazu angeregt, über die im Frühling dieses Jahres im Königl. Entbindungsinstitut zu Dresden aufgetretenen Massenerkrankungen unter den Neugeborenen, vom pathologisch-anatomischen Standpunkt einige Bemerkungen hinzuzufügen, glaube ich in erster Linie hervorheben zu müssen, dass die genauere histologische Untersuchung der Organe, welche ich in 3 der von mir secirten 20 Fälle an Alkohol- und Chromsäurepräparaten anstellen konnte, ein Resultat, welches geeignet wäre, über die dunkle Aetiologie der vorliegenden eigenthümlichen Krankheit Licht zu verbreiten, nicht ergeben hat.

Wie schon in dem vorstehenden Aufsatz angegeben ist, wurden von mir in einigen frisch untersuchten Fällen im Darminhalt auffallend reichliche Bakterienmassen aufgefunden und in der Mittheilung von Prof. Weigert über einen von ihm untersuchten Fall ist des Befundes von Bakterienhaufen in den Nieren gedacht. Ich hielt es daher für meine specielle Aufgabe in den ebenerwähnten 3 Fällen auf das Sorgfältigste auf den Befund von solchen Organismen mein Augenmerk zu richten. Das Ergebniss war im Ganzen ein negatives. In keinem Fall ist es mir gelungen, in der Darmwand selbst ein Eindringen von Bakterien nachzuweisen. In einem Fall, wo die hämmorrhagische Enteritis, das Oedem der Wandschichten des Darmes, die Anschwellung der Follikel sehr ausgesprochen waren und wo auch die mikroskopische Untersuchung reichliche Hämorrhagien in der Mucosa und der Muscularis mucosae ergab (der Darm rührte von dem am 11. April untersuchten Kinde der Barmann her), habe ich nirgends im Gewebe oder in den Querschnitten der Gefässe verdächtige Massen gesehen und es darf daher auf den Befund der Bakterien im Darminhalt kein besonderes Gewicht gelegt werden, da offenbar zum Begriff einer Darmmykose, wie sie bekanntlich nach enterischer Milzbrandinfection vorkommt, das Eindringen der Parasiten gehört. In der Leber fand ich nur in einem Fall (des am 10. April secirten Kindes der Köhler) in vereinzelten Präparaten in Querschnitten interlobulärer Gallengänge feinkörnige rundliche Ballen, die ich nach ihrem optischen Verhalten und nach ihrer Färbung durch Anilinviolett und Fuchsin als Bakterienballen ansprechen musste. Ich möchte jedoch, obwohl die Leber grade hier in hohem Grade fettig entartet war, diesem Befunde deshalb keine besondere Wichtigkeit beilegen, weil ich mich neuerdings wiederholt überzeugt habe, dass solche Organismen oft schon wenige Stunden nach dem Tode in der Leber gefunden werden, sowohl bei Erwachsenen als bei Neugeborenen, bei welchen nicht der geringste Verdacht einer Mykose vorlag. Wenn ich noch erwähne, dass ich nur auf einem einzigen Präparat vom Herzfleisch des letzterwähnten Kindes, einen kleinen Bakterienballen in der Umgebung eines im Querschnitt getroffenen Gefässes gefunden habe, so ist dasjenige erschöpft, was ich über das Auffinden von Bakterien sagen könnte. Ausdrücklich erwähne ich noch, dass ich in den Nieren in dieser Beziehung stets negative Resultate hatte. Wenn man nun mit diesen Befunden das reichliche Vorkommen von Bakterien bei der septischen Mykose Neugeborener vergleicht, wo diese Organismen nicht nur oft in grosser Menge im Blute sich finden, sondern namentlich auch in den Lungen, den Hirngefässen, der Leber, den Nieren, oft so reichlich vorhanden sind, dass man fast auf jedem Schnitte dieselben auffindet, so fällt der Contrast mit den vorliegenden Fällen um so mehr auf und man wird trotz der jetzt ziemlich allgemein vorhandenen Neigung, mykotische Krankheitsursachen zu statuiren, für die vorliegenden Fälle die thatsächliche Basis eines solchen Versuches nicht gegeben finden.

Was die sonstigen Resultate meiner mikroskopischen Untersuchungen angeht, so habe ich dem im vorhergehenden Aufsatz bereits Angeführtem wenig hinzuzufügen. In einem der näher untersuchten Fälle war die Erfüllung der Leberzellen mit feinen und gröberen Fetttröpfchen (doch ohne Zugrundegehen der Kerne) stark ausgesprochen (die Leber machte bereits makroskopisch den Eindruck hochgradiger Fettinfiltration); gleichzeitig war in geringem Grade Quellung des interlobulären Bindegewebes und Erfüllung desselben mit Rundzellen vorhanden. In einem zweiten Falle war der Fettgehalt der Leberzellen nur mässig und im dritten erschienen die letzteren völlig normal. Einmal war auch an den Muskelfasern des Herzens körnige Degeneration deutlich ausgesprochen, in den beiden anderen Fällen fehlte sie jedoch, obwohl sich auch hier zahlreiche perivasculäre Hämorrhagien im interstitiellen Gewebe des Herzfleisches fanden. Die Nieren boten ausnahmslos starke Schwellung und Körnung der Harncanälchenepithelien der Rinde; besonders bemerkenswerth war aber der Befund von Hämoglobininfarcten, welche in dem einen Fall der Pyramidensubstanz eine gleichmässige schwarze Färbung verliehen, in den übrigen mehr streifig auftraten. Die bräunlichen Pigmentmassen von körniger Beschaffenheit, welche reichlich auch in dem in der Harnblase vorhandenen Urin auftraten (dem sie ein schwärzliches Aussehen gaben), der gleichzeitig harnsaures Ammoniak und in einem Fall gelben Gallenfarbstoff enthielt, erfüllten die graden Harncanälchen und traten auch im Innern von Epithelzellen der letzteren hervor; selten fanden sich solche Pigmentanhäufungen auch in den Rindencanälchen. Erhaltene rothe Blutkörperchen habe ich im Innern von Harncanälchen nur ganz vereinzelt gefunden; Harnsäureinfarcte und Bilirubininfarcte garnicht. Bemerkenswerth ist, dass auch in der Pulpa der Milz sich in allen untersuchten Fällen neben zahlreichen rothen Blutkörpern feine braungelbe bis braune Pigmentkörnchen fanden, welche theils frei zwischen den Pulpazellen, theils im Innern solcher lagen. Die Milz fiel schon makroskopisch durch ihre Vergrösserung, ihre vermehrte Consistenz und ihre homogene schwarzrothe derbe Schnittfläche auf, welche den Vergleich mit dem Verhalten eines hämorrhagischen Infarctes aufdrängte.

Fasst man den Eindruck der pathologisch-anatomischen Befunde der sämmtlichen untersuchten Fälle zusammen, so sucht man vergeblich nach einer bereits bekannten Krankheit der Neugeborenen, welche sich in dieser Beziehung mit der vorliegenden in Parallele stellen liesse; ganz abgesehen davon, dass auch das klinische Verhalten ein durchaus differentes ist.

Die ätiologisch noch ganz räthselhafte von Buhl zuerst beschriebene acute Fettentartung der Neugeborenen, welche übrigens bisher nur sporadisch auftretend beobachtet wurde, zeigt vor Allem eine viel hochgradigere und constante Fettentartung, es fehlt bei ihr die Hämoglobinurie und auch der Verlauf ist nach den vorliegenden Angaben weit weniger rapid, als in den meisten der hier besprochenen Fälle. Der septische Icterus der Neugeborenen, der sich am häufigsten an Nabelinfection anschliesst, zeigt ebenfalls ganz differente Befunde und ganz abweichenden Verlauf. In erster Richtung ist das in unseren Fällen fast ausnahmslos constatirte Fehlen entzündlicher Veränderungen an den Nabelgefässen, das Fehlen heerdförmiger Encephalitis (ein beim septischen Icterus bei ca. 30 Proc. der Fälle vorkommender Befund), das Fehlen der Bilirubininfarcte und der Harnsäureinfarcte, anderseits das reichlichere Vorkommen der Blutungen, die Enteritis und die Hämoglobinurie bei den vorliegenden Erkrankungen hervorzuheben.

Lässt also schon eine oberflächliche Betrachtung der anatomischen Verhältnisse, die Identificirung jener Krankheiten Neugeborener mit der hier besprochenen, zurückweisen, so darf noch ausdrücklich hervorgehoben werden, dass bei einer genauen Durchsicht der älteren und neueren Literatur über Krankheiten Neugeborener, welche mit Icterus verliefen, keinerlei bereits mitgetheilte hier anzuziehende Erfahrungen sich haben auffinden lassen.

Wenn es weiter an diesem Orte gestattet ist, der von Winckel bereits eingehend erörterten und verneinten Frage, ob hier an irgendeine der bekannten Intoxicationen gedacht werden könne, auch vom pathologisch-anatomischen Standpunkte nahezutreten, so muss auch hier der Ueberzeugung Ausdruck gegeben werden, dass zwar Manches in den vorliegenden Veränderungen an die Befunde nach gewissen Vergiftungen erinnert, dass jedoch eine wirkliche Uebereinstimmung mit keiner derselben stattfindet.

Berühren wir zunächst die Frage der Phosphorintoxication, so scheint uns schon die rasche Entwickelung des Icterus in vielen der vorliegenden Fälle gegen die Annahme einer solchen zu sprechen; ferner ist bei eigenen ziemlich zahlreichen einschlägigen Erfahrungen niemals eine so hochgradig entwickelte hämorrhagische Enteritis beobachtet worden, und auch in den Fällen von Phosphorvergiftung kleiner Kinder, wie sie in der Casuistik niedergelegt sind (vergl. z. B. die Fälle von Anderson, Lancet. 1871. 6, F. Starcke, Lewin, Virchow Arch. 21) finden sich keine entsprechenden Angaben; namentlich ist aber unseres Wissens bisher Hämoglobinurie nach Phosphorvergiftung niemals nachgewiesen.

Die ebenfalls bereits oben berührte Carbolsäurevergiftung ergiebt nach den vorliegenden Beobachtungen (vergl. Salkowski, über das chemische Verhalten des Phenol im thierischen Organismus, Pflügers Arch. 1872; — ferner die Fälle von Russel, Lancet. 1873, Juni 21; Hearder, Brit. med. Journ. 1873, Mai 24; Ferrier ibid. Febr. 15; Kroenlein, Berl. Kl. Wochenschr. 1874 No. 50; Schwartz, Vierteljahrsschr. f. ger. Med. 1873, XIX. 32 u. A.) ganz andere Leichenbefunde. Die graue bis weissliche Verfärbung der Magenschleimhaut, die mangelnde hämorrhagische Enteritis, die fehlenden Homoglobininfarcte, das dünnflüssige Blut mögen in dieser Beziehung angeführt sein. Dass die schwärzliche Färbung des sogenannten Carbolharns nicht auf der Ausscheidung von Hämoglobin beruht, darf als bekannt vorausgesetzt werden. Es mag hierbei noch bemerkt werden, dass nach Untersuchungen, die Verfasser neuerdings mit neugeborenen Kaninchen anstellte, die tagelang fortgesetzte Einathmung sehr concentrirter Carbolsäuredämpfe, von diesen Thieren ohne Schaden ertragen wird.

Dass endlich auch eine Vergiftung durch chlorsaures Kali, auf deren Wirkungen neuerdings namentlich Marchand aufmerksam gemacht hat, hier nicht vorliegt, ist mit Bestimmtheit zu behaupten. Dem hier vorliegenden Krankheitsprocess ist mit der Vergiftung durch Kali chloricum nur gemeinsam der Zerfall der rothen Blutkörperchen, der ja in ähnlicher Weise, wie Ponfick nachgewiesen, auch nach ausgedehnten Hautverbrennungen vorkommt und zur Ausscheidung des veränderten Blutfarbstoffes durch die Nieren führt. Wie abweichend jedoch der anatomische Befund dieser Vergiftung im Uebrigen von dem hier Beobachteten ist, das konnte der Verfasser kürzlich in einem Falle constatiren, wo durch eine grosse Dosis von chlorsaurem Kali, welche irrthümlich anstatt des Karlsbader Salzes genommen wurde, der Tod eines jungen Mannes erfolgt war. Ein auffallender Unterschied lag schon in der eigenthümlichen Sepiafarbe des Blutes und der blutreichen Organe, die bei den Neugeborenen in keiner Weise vorhanden war. Ferner fehlten bei der Vergiftung die Petechien (nur ein umfänglicher intermeningealer Bluterguss war vorhanden), es fehlte namentlich auch jedes Zeichen einer Enteritis.

Können wir demnach auch für das Vorhandensein einer Intoxication in den vorliegenden Fällen im anatomischen Befunde keine Beweise erkennen und lassen uns, wie oben gesagt, die Erfahrungen auf dem Gebiet der menschlichen Pathologie im Stich, so scheint auf den ersten Blick eine gewisse Thierkrankheit manche Analogien zu bieten. Diese als „schwarze Harnwinde“ den Thierärzten bekannte Pferdekrankheit tritt, wie Bollinger in einer eingehenden Darstellung, auf welche wegen des Näheren zu verweisen ist (vergl. D. Zeitschr. f. Thiermedicin, III, S. 155), dargelegt hat, in der Regel sehr plötzlich und ohne Vorboten auf, sie ist vor Allem durch das Auftreten von Hämoglobinurie charakterisirt und führt häufig unter der Entwickelung von Lähmung der hinteren Extremitäten und mit ödematöser Anschwellung der Lendengegend zum Tode. Bei der Section findet man das Blut schmierig, schwarz, die Leber lehmfarbig, die Nieren braunroth, weich, die Harnblase enthält schwärzlichen Urin. Auch subendocardiale und subpleurale Petechien werden aus dem Leichenbefunde hervorgehoben, während die mikroskopische Untersuchung in einem Fall körnige Entartung der Leberzellen und der Nierenepithelien ergab. Ist eine gewisse Analogie dieser Befunde mit den anatomischen Daten unserer Fälle unverkennbar, so muss doch auf der anderen Seite hervorgehoben werden, dass diese Hämoglobinurie der Pferde, wie es nach den uns zugänglichen Angaben scheint, sporadisch auftritt und nicht einmal mehrere Pferde desselben Stalles zu ergreifen pflegt. Lässt dieser Umstand es schon bedenklich scheinen, bei dieser Krankheit mehr als eine Aehnlichkeit im pathologischen Vorgang vorauszusetzen, und muss es als sehr fraglich gelten, ob auch in Betreff der Ursache eine nähere Verwandtschaft besteht, so ist überdies die Aetiologie dieser Hämoglobinurie der Pferde noch ganz dunkel. Wenn Bollinger andeutet, dass hier möglicher Weise toxische Futterbestandtheile in Frage kämen, so ist andererseits neuerdings (vergl. im Ber. über d. Veterinärwesen im Königr. Sachsen für 1878 den Aufsatz von Siedamgrotzky u. Hofmeister, zur Kenntniss der Hämoglobinurie des Pferdes) die Vermuthung ausgesprochen, dass die Retention von Harnstoff und der in seiner Begleitung auftretenden Extractivstoffe die Ursache der Blutveränderung bei der Hämoglobinurie bilde, woraus jedenfalls hervorgeht, dass die Veterinärärzte über die Aetiologie dieser Kranheit noch verschiedener Meinung sind.

Es ist demnach auch vom pathologisch-anatomischen Standpunkt die Ursache der hier besprochenen, zuerst von **Winckel** beobachteten Massenerkrankung der Neugeborenen als völlig unaufgeklärt anzuerkennen. Das Wesen der Krankheit liegt offenbar in dem rapiden Zerfall der rothen Blutkörperchen, aus dem sich alle charakteristischen Erscheinungen und Befunde herleiten lassen: so die Cyanose, der Icterus, die Hämoglobinurie, das Auftreten der Petechien. Es scheint daher die Benennung der

Krankheit als „epidemische Hämoglobinurie der Neugeborenen“ der Kürze wegen um so passender, da sie an ein Symptom anknüpft, in welchem die Blutveränderung am directesten zum Ausdruck kommt. Dass die rapide Zerstörung des Blutes mit Wahrscheinlichkeit auf die Wirksamkeit einer eminent septischen Substanz hinweist und dass der Sectionsbefund manchen Anhalt dafür giebt, dass die hypothetische Noxe in erster Linie den Darmcanal getroffen, darf wohl ausgesprochen werden, wenn auch ein so allgemein hingestellter Satz keineswegs das Bedürfniss nach Aufklärung befriedigen kann, das sich gegenüber dem Auftreten von Krankheitsfällen, die bis jetzt in der Pathologie eine so isolirte Stellung einnehmen, nothwendiger Weise aufdrängen muss.

Herr Lender-Kissingen berichtet über die Untersuchung des Blutes, welches er dem Herzen der Kindesleiche, über dessen Section Herr Winckel vorhin referirt, entnommen hatte:

Es war von schmutzig-braunrother Farbe, wie er solches noch nicht an einer so frischen Leiche beobachtet hat; die spectralanalytische Untersuchung, die er im Verein mit Dr. Baeblich ausführte, ergab: 1) die beiden Oxyhämoglobulin-Bänder waren nur andeutungsweise vorhanden, woraus folgt, dass sauerstoffhaltige Blutscheiben nur in äusserst geringen Mengen vorhanden waren. 2) Der Raum zwischen beiden Blutbändern zeigte kaum eine Verdunkelung, woraus folgt, dass auch des Sauerstoffs beraubte Blutscheiben fast ganz fehlten. 3) Das Spectrum hörte bereits in der Region des Blaugrün (E_{50} F) auf, während es bis zur Region G_{20} H reichen müsste, hieraus folgt, dass das Blut eine sehr hochgradige Zersetzung erfahren hatte. 4) Im Spectrum fehlten die Absorptionen im Roth; hieraus folgt, dass weder eine Säure- noch eine Schwefelwasserstoffvergiftung, auch sicher keine Phosphorvergiftung vorliegt. Er giebt der Ansicht Raum, dass es sich bei den Erkrankungen um eine Infection mit Abdominaltyphusgift handele.

Herr **Adolph Baginsky**-Berlin:

Ueber den Stoffwechsel in der Rachitis.

M. H.! In der Pathologie der Rachitis, dieser wichtigen Ernährungskrankheit des Kindes, begegnen wir demselben Mangel, der sich in den meisten Gebieten der Medicin immer mehr fühlbar macht, — es fehlen Untersuchungen über den Stoffwechsel. Es lässt sich auch hier zeigen, dass diese Untersuchungen jedem Urtheil über das Wesen der Krankheit und den Effekt der Arzneimittel vorausgehen müssen.

Die Rachitis tritt uns bekanntlich unter folgendem Bilde entgegen: Auftreibung der Epiphysen der langen, Erweichung oder Verdickung der flachen Knochen, in Folge dessen Zurückbleiben des Längenwachsthums und Missgestaltung des Skeletts. Verspäteter und unregelmässiger Durchbruch der Zähne. Störungen der Verdauung (Heisshunger, Verstopfung abwechselnd mit Diarrhöen). Welke der Haut, profuse Schweisse. Mangelhafte Entwickelung der Muskulatur (spätes Stehen und Gehen). Geistesträgheit, mürrisches Wesen, (nicht selten Hypertrophie des Gehirns, Hydrocephalus), mitunter Laryngismus stridulus, Convulsionen. Milztumor. Lymphdrüsenschwellungen. —

Von diesen Erscheinungen sind die Veränderungen des Skelettes die augenfälligsten und daher ist es erklärlich, dass sich die Aufmerksamkeit der Autoren seit der ersten Schilderung der Krankheit durch Glisson diesen als dem hauptsächlichsten Krankheitssymptom zuwandte. Seitdem man überdies gewisse Abweichungen in der chemischen Znsammensetzung des rachitischeen Knochens von der des normalen nachzuweisen im Stande war, begann man die Knochenaffection mit dem Begriff der Rachitis zu identificiren.

Marchand und Lehmann, die einige Male aus rachitischem Knochen durch Kochen mit Wasser kein wahres Glutin erhalten konnten, wiesen besonders eine bedeutende Verminderung der anorganischen Bestandtheile des Knochens bei Rachitis nach. Das Verhältniss der wichtigeren Bestandtheile im gesunden Knochen zum rachitischen ergiebt sich aus folgenden Analysen:

100 Theile Knochen (trocken) enthalten	Beim Gesunden		Bei Rachitis	
	Erwachsenen im Mittel	Kind von 1/2 Mon. (Femur.)	nach Marchand (Femur.)	nach Lehmann (Tibia.)
Phosphorsäure . .	26,1	27,6	7,3	12,9
Kalk	34,5	35,6	9,7	17,2
Magnesia . . .	0,3	0,53	0,3	0,3
Kohlensäure . .	3,7	3,5	1,3	2,1
Ossein	34	34,9	72	60

(Zu diesen Angaben sind die Analysen von Zalesky und v. Recklinghausen über den gesunden Knochen und die älteren von Bibra (gesundes Kind), Marchand, Lehmann und Ragsky (Rachitis) benutzt. Es sind dabei zwar sehr verschiedene Knochen Gegenstand der Untersuchung gewesen, aber die gröberen Verhältnisse, auf die es hier nur ankommt, werden mit genügender Schärfe markirt. — Die untersuchten Fälle von Rachitis gehören übrigens seltenen hochgradigen Formen an.)

Berechnet man aus diesen Analysen die relativen Werthe der einzelnen Bestandtheile des Knochens (auf 100 Stickstoff) so ergiebt sich folgendes Resultat zur Vergleichung:

Auf 100 Theile Stickstoff kommen im Knochen

	beim gesunden Manne	beim gesunden Kinde von 1/2 Monat.	bei Rachitis nach Marchand	bei Rachitis nach Lehmann
Phosphorsäure	427	439	56,6	119
Kalk . . .	565	563	75,1	159
Magnesia. .	5	8	2,3	2,7
Kohlensäure	60	55	10	19

Das Verhältniss der anorganischen zur organischen Substanz ist beim gesunden Knochen durchschnittlich 34,5 : 65,4, beim rachitischen 20,6 : 79,4 (Marchand), 33,6 : 66,3 (Lehmann), 18,8 : 81,1 (Ragsky).

Es kommen demnach auf 1 Theil organischer Substanz im gesunden Knochen 1,8 anorganischer, beim rachitischen aber nur 0,2—0,4. Wie das Verhältniss des Kalks einerseits zum Ossein, und andererseits zur Phosphorsäure, zur Magnesia und zur Kohlensäure beim rachitischen Knochen verschoben ist, zeigt die Darstellung der relativen Werthe (100 Ossein = 18 Stickstoff gerechnet).

Wir sehen also, dass der Knochen in seiner gesammten Constitution verändert ist und an seinen Aschebestandtheilen (relativ und absolut) erhebliche Einbusse und Veränderungen erlitten hat. Dies zeigt uns aber auch, dass die Knochenaffection allein nicht im Stande sein kann, das Totalbild der Rachitis zu erklären, vielmehr leuchtet von vornherein ein, dass ein Krankheitsprocess, welcher derartige Umgestaltungen in der chemischen Composition des Knochens hervorbringt, nicht einhergehen kann ohne Veränderung des gesammten Stoffwechsels. Die Krankheit hat eine viel tiefer gehende Bedeutung, als dass man sie als eine einfache Erkrankung des Knochens auffassen könnte. Insbesondere erklärt die Läsion des Knochens in keiner Weise das gesammte schwere und complicirte Krankheitsbild. Sie ist wohl ein wichtiges Glied aus der Kette des ganzen Processes, sie kann sich aber nimmermehr mit dem Process selbst decken, und verhält sich zur Rachitis annähernd so, wie das Darmgeschwür zum Typhus. Die Anomalie des Knochens ist nur ein Symptom der Krankheit, allerdings zugestandenermassen das hervorragendste. Unter solchen Verhältnissen kann also der Knochen auch nicht primär erkrankt sein und es entsteht die Frage, wo das krankmachende Agens zu suchen sei. —

Man hat stets vorwiegend die Aufmerksamkeit auf den Kalk gerichtet. Astley Cooper sprach schon 1848 die Vermuthung aus, dass der Magensaft rachitischer Kinder zu arm an Salzsäure sei, um den Kalk der Nahrung zu lösen und die für den Knochenaufbau nöthige Menge zur Resorption zu bringen. Berzelius beschuldigt die Milchsäure das Lösungsmittel der Kalksalze des Knochens zu sein, und stellt sich vor, dass der Knochen dadurch ausgelaugt werde, — eine Ansicht, welche später Heitzmann experimentell zu stützen versuchte. Roloff und z. Th. auch Wegner betrachteten dagegen als Ursache der Rachitis den Mangel der Kalksalze in der Nahrung. Auf der anderen Seite widersprechen Weiske und Wildt den Anschauungen von Cooper und Roloff und neuerdings versuchten Heiss, Tripier und Toussaint die Angaben Heitzmann's zu widerlegen.

Um diese Widersprüche zu lösen, sind bei den Untersuchungen weitere Gesichtspunkte aufzusuchen.

Es ist gerade aus den angeführten Analysen von Marchand und Lehmann, ebenso aus denjenigen von Friedleben klar, dass es nicht genug ist den Kalk allein in's Auge zu fassen. Gewiss ist der Kalk ein nothwendiger Bestandtheil der Weichtheile und des Knochens, aber daneben kommen andere Constituentien der Gewebe vor, welche ebenso wichtig sind, wie der Kalk. Wir können uns die Bildung eines Atomes gesunden Knochens genau ebensowenig vorstellen ohne Phosphorsäure oder Magnesia, wie ohne Kalk.

Deshalb weist uns die ganze Betrachtung auf die Nothwendigkeit, den gesammten Stoffwechsel zu untersuchen, weil er conform den Alterationen im Knochen gewisse Veränderungen erlitten haben muss.

Unsere Kenntniss über die Pathologie des Stoffwechsels im kindlichen Alter bewegt sich in den bescheidensten Grenzen; dies hat zunächst darin seinen Grund, dass auch die Verhältnisse des normalen Stoffwechsels der Kinder kaum über die Anfänge der Kenntniss hinaus gekommen sind.

Wir müssen aber bei Beurtheilung pathologischer Processe, wie überall so auch in dieser Frage von den normalen Verhältnissen ausgehen.

Die einfache Betrachtung des kindlichen Organismus bietet uns alle Ursache, zu vermuthen, dass der Stoffwechsel beim Kinde vielfach anders geartet ist, als bei Erwachsenen. Der Vorgang des Wachsthums allein ist geradezu undenkbar ohne erhebliche qualitative Umgestaltung der in der Zunahme begriffenen Organe, und es ist dies um so deutlicher geworden, je mehr wir in die Kenntniss der Details des Wachsthums eingedrungen sind. Beneke's Untersuchungen haben allein schon den Beweis geliefert, dass die meisten Organe nach Grösse und Gestalt relativ und absolut in den verschiedenen Phasen des Wachsthums sich verändern und umgestalten.

Wir sind ausserdem mit einer Reihe von Thatsachen bekannt, welche die qualitative Verschiedenheit der Organe und der vitalen Thätigkeiten derselben zwischen Kind und Erwachsenen direkt beweisen. So namentlich anatomische Unterschiede im Bau des Centralnervensystems bei Kind und Erwachsenen.

Die von Jastrowitz beschriebenen Körnchenhaufen im Gehirn und Rückenmark der Neugeborenen werden im späteren Alter nicht mehr vorgefunden. Mannigfache physiologische Functionen und ganz besonders die Reflexerregbarkeit der nervösen Centralorgane verhalten sich beim Kinde anders als im späteren Alter. — Unter den vielfachen Abweichungen, welche der Verdauungstraktus des Kindes darbietet, ist u. A. besonders die geringe anatomische Entwickelung und functionelle Leistung der Speicheldrüsen markirt, welche sich erst im Laufe des vierten Lebensmonates ausgleicht. Auf der anderen Seite ist der allmälige Schwund der Thymusdrüse bekannt. — Die Muskulatur des Kindes ist schwach entwickelt und ist elektrischen Reizen gegenüber ungleich empfindlicher, als diejenige des erwachsenen Menschen. — Das gesammte Knochenwachsthum, der Ansatz sowohl als der damit vergesellschaftete dauernde Resorptionsprocess zeigt in den Knochen des Kindes einen so lebhaften Stoffwechsel, wie er vielleicht kaum in der Muskulatur des Erwachsenen zu constatiren ist. — Das Blut der Neugeborenen ist reicher an Farbstoff, und enthält mehr rothe Blutkörperchen als im späteren Lebensalter; auch ist die Menge des Blutes im Verhältniss zum Körpergewicht grösser beim Kinde als beim Erwachsenen, während sich diese Verhältnisse mit dem zunehmenden Alter rasch in's Gegentheil verkehren.

Wir wissen endlich auch dass die pathologischen Processe beim Kinde ausserordentlich viel rascher und lebhafter verlaufen, als im späteren Alter, — eine Thatsache welche sich namentlich bei der Heilung der Wunden kund giebt; ebenso ist die

Empfänglichkeit des Kindes für mannigfache krankmachenden Agentien grösser, als die des erwachsenen Menschen.

Solche functionellen und anatomischen Alterationen müssen ihren zahlenmässig bestimmbaren Ausdruck in allen Gebieten des Stoffwechsels finden.

Es sind uns darüber namentlich gewisse chemische Umgestaltungen der Organe im Fortlauf des Wachsthums bekannt, wenngleich gerade dieser Theil unserer Kenntniss noch erhebliche Lücken zeigt. Nach L'Héritier enthält das Gehirn der Erwachsenen in 1000 Theilen:

94 Th. Albuminate (= 15,04 Stickstoff)
an Extractivstoffen und Salzen 101,9 d. i. relativ 676.

Im kindlichen Gehirn dagegen kommen auf

70 Th. Albuminate (11,2 Stickstoff)
an Extractivstoffen und Salzen 59,6 d. i. relativ 532.

Im Muskel kommen auf 100 Theile Stickstoff (nach Zuelzer[1]):

	beim Ochsen:	beim Kalbe:
P_2O_5	= 12,8	 10,4
H_2So_4	= 16,7	 5
K	= 10,4	 6,1
Na	= 1,6	 1,1
MgO	= 1,5	 0,4
CaO	= 0,6	 0,3
Cl	= 1,9	 1,4
Fe	= 0,12	.... 0,08.

Ganz allgemein lässt sich also sagen, dass die Organe des Kindes an Salzen relativ ärmer sind, als die der Erwachsenen. — Was wissen wir nun diesen leider keineswegs bis in Detail erforschten Verhältnissen gegenüber vom Stoffwechsel des Kindes?

Wir sehen beim Kinde auf der einen Seite ein stetes Wachsthum der einzelnen Organe und des Organismus in toto, wodurch Ernährungsmaterial verbraucht wird, während an-

[1]) Zuelzer, Zur Statik des Stoffwechsels. Beiträge zur Medicinal-Statistik. III. 101.

dererseits die regelmässige Arbeit der Organe gleichfalls eine gewisse Menge von Ersatzstoffen verlangt.

Es ist also unsere Frage nicht einfach dahin zu beantworten, dass wir sagen könnten, den regelmässigen Lebensvorgängen entspricht, wie beim ausgebildeten Organismus ein bestimmter Stoffverbrauch; — sondern ausserdem bedarf der Körper des Kindes derjenigen Summe von Stoffen, welche zur Anlagerung von Formelementen und zur allmäligen Umgestaltung ihrer chemischen Constitution dienen; es ist dies also annähernd ein gleicher Vorgang, wie in der Convalescenz nach schweren Krankheiten bei Erwachsenen.

Voit's Annahme, dass unter normalen Verhältnissen die Stoffwechselvorgänge sich vorwiegend im circulirenden Eiweiss abspielen, während die Organe und das zu ihrem Aufbau verwandte Eiweiss — Organeiweiss — eine gewisse Stabilität besitzen, kann nach alldem für das kindliche Alter überhaupt nicht in Frage kommen. Beim Kinde sind die Constituentien der einzelnen Organe sicher in ungleich stärkerer Umsetzung begriffen, als in dem erwachsenen Organismus. Es wäre schon aus diesem Grunde schwer, sich auch nur ideell den Zustand des sogen. Stickstoffgleichgewichts beim normalen Kinde zu denken. — Ebenso schwierig ist, wenn wir die Ernährungsvorgänge unserem physiologischen Verständniss näher bringen wollen, der Vergleich der eingenommenen Nahrungsmittel mit dem Exkret.

Gelänge es uns auch sämmtliche eingeführten Stoffe mit den ausgeschiedenen in Bilanz zu bringen, so würden wir immer noch nicht in der Lage sein zu beurtheilen, welchen Vorgängen die im Körper zurückgehaltenen Stoffe zu dienen haben, welchen Organen sie zu Gute kommen oder welche physiologische Leistung sie bewerkstelligt haben. —

Zu diesen in der Sache selbst liegenden Schwierigkeiten kommen aber noch gewisse technische, welche jede Aufstellung einer Bilanz zwischen Einnahme und Ausgabe für das menschliche Kind in hohem Grade erschweren. Die wichtigste kindliche Nahrung, — die Milch, — ist bekanntlich schon in den verschiedenen Tageszeiten erheblich anders chemisch zusammengesetzt, so dass man selbst bei abgewogenen Mengen der dargereichten Nahrung Fehler in die Bilanz einführt; aber selbst wenn es gelänge dem Kinde ein genau chemisch bestimmbares Surrogat zur Nahrung zu geben, so scheitert die Aufgabe leicht an der Schwierigkeit der Aufsammlung der Excrete.

Bei der Absicht, die Untersuchungen über den Stoffwechsel aufzunehmen, wurde ich daher auf den Weg gewiesen, der von Zuelzer (Statik des Stoffwechsels, l. c.) angebahnt ist, nämlich die Excrete in Beziehung zu bringen zu den physiologischen Thätigkeiten und zu versuchen, ob sich nicht aus der Gruppirung der im Harn ausgeschiedenen Stoffe gewisse Schlüsse über die Stoffwechselvorgänge im kindlichen Organismus ziehen liessen.

Von diesen Gesichtspunkten geleitet bin ich an die Arbeit gegangen; zunächst untersuchte ich den Urin gesunder Kinder, sodann solcher, welche an leichteren Erkrankungsformen der Rachitis und Dyspepsie litten, schliesslich wurde der Urin von Kindern untersucht, welche schwere Rachitis darboten.

Die Methode der Untersuchung war folgende: Es wurde möglichst die gesammte Harnmenge einer 24 stündigen Periode in 3 Portionen aufgesammelt und zwar:

I. In den Frühstunden vor der Hauptmahlzeit — Morgenurin

II. In der Zeit nach der Hauptmahlzeit bis zum Schlafengehen — Nachmittagsurin.

III. In der Nacht bis zum Frühstück — Nachturin.

Die Kinder standen zumeist im Alter von 1—2 Jahren. —

Nach Bestimmung der Menge, des specifischen Gewichtes, der Farbe, und der Reaction wurde mittelst des Knoop-Wagner'schen Azotometers aus je 5 Ccm. der Stickstoff bestimmt.

20 Ccm. wurden zur Bestimmung der Phosphorsäure genommen, welche mittelst essigsaurer Uranlösung titrirt wurde.

Zur Chlorbestimmung dienten 5 Ccm., welche eingedampft, mit Soda und Salpeter verbrannt wurden. Die Schmelze wurde mit Aq. aufgenommen und mit Silbernitrat titrirt. (nach Mohr.)

Kalk wurde als Kalkoxalat gefällt, geglüht; der gebildete kohlensaure und Aetzkalk alkalimetrisch bestimmt.

Im Filtrat wurde die Magnesia als phosphorsaure Ammoniak-Magnesia gefällt und mittelst Titrirung der Phosphorsäure bestimmt.

A. Harn gesunder

Nummer.	Name.	Körpergewicht.	Tageszeit.	Menge.	Spec. Gewicht.	Reaction.	Farbe.	Stickstoff.	Phosphorsäure.	Relativer Werth.
				Ccm.						
1	M. W.	10700	dieselbe 24stündige Periode. I. Morgenurin.	140	1011	n.	2	0,3474	0,1142	33,1
			II. Nachm.-Urin.	120	1015	n.	2	0,3030	0,1620	53,4
			III. Nachturin.	40	1020	s.	2	0,2318	0,0583	25,1
			Summa	300				0,8822	0,3345	**37,9**
2	id.	10770	I. id.	145	1015	s.	2	0,7328	0,2762	37,6
			II. id.	85	1011	s.	2	0,3653	0,1249	34,1
			III. id.	33	1020	s.	3	0,2237	0,0999	44,6
			Summa	263				1,3218	0,5010	**37,9**
3	id.	11000	I. id.	145	1015	n.	2	0,4506	0,1500	33,2
			II. id.	70	1015	s.	2	0,2688	0,1123	41,7
			III. id.	40	1020	s.	2	0,2409	0,1134	47,0
			Summa	255				0,9603	0,3757	**39,1**
4	id.	?	I. id.	180	1010	n.	2	0,4276	0,2250	52,6
			II. id.	130	1012	s.	2	0,7183	0,2015	28,0
			III. id.	78	1015	s.	3	0,3514	0,1248	35,0
			Summa	388				1,4973	0,5513	**36,8**
5	id.	?	I. id.	145	1010	n.	2	0,4571	0,1559	34,1
			II. id.	90	1020	s.	2	0,9475	0,3090	32,7
			III. id.	65	1025	s.	3	0,5899	0,2762	46,8
			Summa	300				1,9945	0,7411	**37,2**
6	R. E.	9300	Gesammturin von 48 Stunden.	340	1016	s.	2	1,1616	0,4693	**40,4**
7	H. R.	?	I. Vormittagurin.	31,5	1007	s.	2	0,09	0,015	16,9
			II. Nachmittagurin.	105,5	1027	s.	2	0,723	0,162	22,4
			III. Nachturin.	20	?	s.	2	0,161	0,054	33,5
			Summa	157				0,974	0,231	**23,7**
8	G. D.	7850	I. Vormittagurin.	fehlt						
			II. Nachmittagurin.	60	?	s.	2	0,223	0,102	**45**
			III. Nachturin.	fehlt						

Kinder.

Kalk.	Relativ.	Magnesia.	Relativ.	Chlor.	Relativ.	Schwefelsäure.	Relativ.	Bemerkungen.
0,0017	0,4	0,00264	0,7	0,308	88,6			Gemischte Kost. Fleisch, Milch, Gemüse.
0,005	1,6	0,0056	1,8	0,480	155			
0	0	0,0019	0,8	0,176	75,1			
0,0067	**0,7**	0,01014	**1,1**	0,964	**109,2**			
				0,7240	98,7			
0,0065	0,5	0,0357	2,7	0,2565	70,2			dto.
				0,1386	61,9			
0,0065	**0,5**	0,0357	**2,7**	1,1191	**84,6**			
				0,6525	144,8			
0	0	0,0175	1,8	0,3080	114,5			dto.
				0,2200	91,3			
0	**0**	0,0175	**1,8**	1,1805	**122,8**			
				0,2700	63,1			
0,0129	0,8	0,0087	0,5	0,3250	45,2			dto.
				0,2574	73,2			
0,0129	**0,8**	0,0087	**0,5**	0,8524	**56,9**			
0,0125	2,7	0,0028	0,6	0,2175	47,5			
0,0156	1,6	0,004	0,4	0,2970	31,3			dto.
0,0126	2,1	0,0072	1,2	?	?			
0,0407	**2**	0,0140	**0,7**	?	?			
0,0075	**0,64**	?	?	1,53	132,5			Gew.-Zun. in 48 Std. = 80 Grm. Milch, Bouillon, Fleisch, Semmel.
?		?		0,063	70			
0,00725	?	Spuren.	?	0,777	107,4			
?		?		0,0466	28,9			
?	?	?		0,8866	**90,6**			
?	?	?	?	?	?	0,0234	10,1	

B. Harn kranker

Nummer.	Name.	Körpergewicht.	Tageszeit.	Menge.	Spec. Gewicht.	Reaction.	Farbe.	Stickstoff.	Phosphorsäure.	Relativer Werth.
				Ccm						
9	E. B.	8770	24stündig. I. Morgenurin.	120	1020	s.	2	0,6873	0,4482	65,2
			II. Nachm.-Urin.	155	1025	s.	2	1,041	0,3766	36,1
			III. Nachturin.	85	1020	s.	2	0,564	0,140	24,8
			Summa	360				2,2923	0,9648	**42**
10	id.	9240	24std. I. id.	75	1025	s.	2	0,5998	0,1398	23,3
			II. id.	100	1030	s.	2	0,0418	0,2820	27,0
			III. id.	80	1031	s.	3	0,9884	0,3396	34,3
			Summa	255				2,6300	0,7614	**25,1**
11	M. Z.	9270	I. id.	220	1010	n.	1	0,7559	0,1848	24,4
			II. id.	275	1014	n.	1	1,1475	0,2392	20,8
			III. id.	165	1010	s.	1	0,8544	0,2178	25,4
			Summa	660				2,7578	0,6418	**23,2**
12	A. Fl.	8520	I. id.	62	1010	?	?	0,1877	0,0713	37,9
			II. id.	58	1024	?	?	0,3792	0,1421	37,4
			III. id.	81	1030	?	?	0,6962	0,2592	37,2
			Summa	201				1,2631	0,4726	**37,4**
13	id.	8100	I. id.	40	?	?	?	0,1719	0,0410	23,8
			II. id.	48	?	?	?	0,1728	0,0360	20,9
			III. id.	73	?	?	?	0,3221	0,1168	36,2
			Summa	161				0,6668	0,1938	**28,9**
14	G. J.	?	I. id.	60	1023	a.	2	0,4531	0,1365	30,1
			II. id.	65	1025	a.	2	0,4314	0,1527	25,3
			III. id.	35	1020	s.	2	0,2635	0,0787	29,9
			Summa	160				1,1480	0,3679	**31,1**
15	E. R.	8040	I. id.	94	1005	s.	2	0,2598	0,047	18
			II. id.	160	1015	s.	2	0,7543	0,176	23,3
			III. id.	80	1005	s.	2	0,2396	0,038	15,8
			Summa	334				1,2537	0,261	**20,8**
16	id.	8370	I. id.	109	1010	n.	2	0,4954	0,1471	29,6
			II. id.	168	1010	n.	2	0,6270	0,2058	32,6
			III. id.	64	1006	n.	1	0,224	0,0560	25
			Summa	341				1,3464	0,4089	**30,3**

Kinder. 1. Gruppe.

Kalk.	Relativ.	Magnesia.	Relativ.	Chlor.	Relativ.	Schwefelsäure.	Relativ.	Bemerkungen.
0				0,5400	78,5			Scrophulose. Nahrung: Fleisch, Milch, Semmel.
0	0	Spuren.	?	1,0695	102,7	?	?	
0				0,6035	107			
0	0			2,2130	**96,2**			
				0,480	80			
0,0308	1,2	0,090	3,4	0,840	80,4			
				0,464	46,9			
0,0308	**1,2**	0,090	**3,4**	1,784	**67,7**			
0,0121	1,6	0,0102	1,3	0,462	61,1			Leichte Rachitis. Nahrung: Milch, Ei, Fleisch, Brod, ein wenig Kartoffeln.
0,0206	1,8	0,0181	1,6	0,990	86,2	?	?	
0,0041	0,48	0,0044	0,8	0,429	50,2			
0,0368	**1,3**	0,0327	**1,1**	1,8810	**64,5**			
0,00115	0,6	0,0092	4,9	?	?	0,033	18,0	Milch, Kaffee, Gries, Bouillon, Brod. Rachitis.
0,0075	2	0,005	1,3	?	?	0,019	5,2	
0,0044	0,6	0,0109	1,5	?	?	0,028	4	
0,0130	**1**	0,0251	**1,9**			0,08	**6,3**	
				0,120	69,8			Gew.-Abn. durchschn. 6,8 Grm. pr. Tag in Summa = — 420. 1 Zahn durchgebroch. Rachitis andauernd.
0	0	0,00675	1	0,204	11,8			
				0,1898	58,9			
0	**0**	0,00675	**1**	0,5138	**78,6**			
				0,246	53,6			
0,0107	0,9	0,0080	0,7	0,260	60,2			
				0,0982	37,2			
0,0107	**0,9**	0,0080	**0,7**	0,6042	**52,6**			
				0,2726	104,9			Dyspepsie. Masturbation. Anämie. Nahrung: Milch, Timpe's Nahrung. Bouillon, Fleisch.
0,0252	2	0,00168	0,1	0,8480	112,4			
				0,1200	50			
0,0252	**2**	0,00168	**0,1**	1,2406	**98,9**			
				0,2943	59,4			Gewichtszunahme 330 Grm., durchschnittlich täglich 20,6 Grm.
0,05346	3,9	0,00265	0,1	0,772	123,1	0,218	16,7	
				0,136	60,7			
0,5346	**3,9**	0,00265	**0,1**	1,2023	**89,2**	0,218	**16,7**	

Harn kranker Kinder. 2. Gruppe.

Nummer.	Name.	Körpergewicht.	Tageszeit.	Menge.	Spec. Gewicht.	Reaction.	Farbe.	Stickstoff.	Phosphorsäure.	Relativer Werth.
				Ccm.						
17	M. L.	8200	I. Morgenurin.	120	1010	s.	3	0,2026	0,045	22,2
			II. Nachm.-Urin.	fehlt	—	—	—	—	—	—
			III. Nachturin.	100	1010	s.	3	0,4319	0,05	11,5
			Summa	220				0,6345	0,0095	**14,9**
18	id.	8390	I. id.	40	1015	a.	2	0,1798	0,0336	18,6
			II. id.	65	1020	s.	2	0,3976	0,1014	25,5
			III. id.	85	1015	s.	2	0,5053	0,1339	26,5
			Summa	190				1,0827	0,2689	**24,8**
19	id.	8750	I. id.	125	1015	s.	2	0,6275	0,0825	13,1
			II. id.	225	1010	a.	2	0,7330	0,1125	15,2
			III. id.	175	1014	s.	2	1,091	0,1814	16,5
			Summa	525				2,4515	0,3764	**15,8**
20	A. M.	6820	I. II. Tagurin.	50	?	n.	1	0,21	0,0284	13,5
			III. Nachturin.	25	?	s.	1	0,10	0,0015	15
			Summa	75				0,31	0,0434	**14**
21	id.	?	I. II. Tagurin.	35	?	n.	1	0,302	0,0375	12,4
			III. Nachturin.	20	?	s.	1	0,134	0,0212	15,9
			Summa	55				0,436	0,0587	**13,2**
22	id.	?	I. II. Tagurin.	20	?	n.	1	0,155	0,0225	14,5
			III. Nachturin.	20	?	n.	1	0,146	0,015	10,3
			Summa	40				0,301	0,0375	**12,4**

Mittelschwere und schwere Rachitisformen.

Kalk.	Relativ.	Magnesia.	Relativ.	Chlor.	Relativ.	Schwefelsäure.	Relativ.	Bemerkungen.
?	?	0,0039	1,9	0,27	33,2			Milchdiät.
—	—	—	—	—	—	?	?	
0,012	2,7	?		0,19	43,9			
				0,46	**72,5**			
				0,212	117,9			Gewichtszunahme 190 Grm., durchschnittlich täglich 6 Grm. Milch. etwas Obst. Innerlich Tint. Ferri pomat.
?	?	0,0157	1,4	0,325	81,7	?	?	
				0,510	100,9			
?	?	0,0157	**1,4**	1,047	**105,9**			
				0,5250	83,6			Gewichtszunahme 360 Grm., täglich im Durchschnitt 18Grm. Fleisch, Milch, Gries, Obst.
0,026	1	0,0165	0,6	0,4725	64,4	?	?	
				0,5950	54,5			
0,026	**1**	0,0165	**0,6**	1,5925	**64,9**			
?	?	?	?	?	?	?	?	Rachitis totalis gravis.
?	?	?	?	?	?	?	?	
?	?	?	?	?	?	?	?	

Nummer.	Name.	Körper-gewicht.	Tageszeit.	Menge.	Spec. Gewicht.	Reaction.	Farbe.	Stickstoff.	Phosphor-säure.	Relativer Werth.
				Ccm.						
23	C. H.	8300	I. fehlt.							
			II. fehlt.							
			III. Nachturin.	55	1020	s.	1	0,440	0,114	25,9
24	id.	8660	I. id. } II. id. } Tag-urin.	85	1015	s.	1	0,6327	0,0870	13,7
			III. Nachturin.	55	?	s.	2	0,5827	0,0875	15,0
			Summa	140				1,2154	0,1745	**14,3**
25	O. H.	8720	I. Morgen-urin.	fehlt						
			II. Nachm.-Urin.	67	1021	n.	2	0,448	0,111	24,7
			III. Nacht-urin.	68,5	1012	s.	2	0,255	0,065	25,5
			Summa	135,5				0,703	0,176	**25,0**
26	id.	8850	I. id.	30	?	n.	2	0,1695	0,0312	18,4
			II. id.	65	1025	n.	2	0,4369	0,1612	36,9
			III. id.	60	1035	n.	2	0,5945	0,2520	42,8
			Summa	155				1,2009	0,444	**37**
27	A. B.	7800	I. id.	59	1038	a.	wolkig trübe	0,6284	0,2109	33,5
			II. id.	58	1036	a.		0,6825	0,217	31,06
			III. id.	74	1040	a.		0,9141	0,3478	37,8
			Summa	191				2,2250	0,7757	**34,3**
28	E. Sch.	7570	I. id.	27	1015	a.	2	0,1221	0,0337	27,5
			II. id.	85	1022	a.	2	0,4631	0,4631	24,7
			III. id.	53	1015	a.	2	0,5283	0,5283	31,1
			Summa	165				1,1135	0,3129	**28,1**
29	P. M.	7800	I. id.	86	1004	s.	2	0,1428	0,0215	15
			II. id.	63	1007	a.	2	0,2309	0,0787	33,6
			III. id.	25	?	s.	2	0,0828	0,0275	33
			Summa	174				0,4565	0,0275	**27,9**

Kalk.	Relativ.	Magnesia.	Relativ.	Chlor.	Relativ.	Schwefelsäure.	Relativ.	Bemerkungen.
0,0023	0,7	0,012	2,7	0,0715	16,2			Starkes Kind. Rachitis. Laryngismus stridulus. Convulsionen.
0	0	0,0041	0,6	0,2	31,6			Gewichtszunahme 360 Grm., täglich durchschnittl. 24 Grm. Laryngism. stridulus u. Convuls. ausgebl. Appetit gut.
0	0	0,0045	0,7	0,33	56,6			
0	**0**	0,0086	**0,7**	0,53	**40,3**			
Im Ganzen an Kalk und Magnesia gebundene P_2O_5 = 0,0145.								
?	?	?	?	?				
0,0023	0,9	?	?	0,1712	67,1			
?	**0,9**			?	**67,1**(?)			
				0,1846	108,5			Gewichtszunahme 130 Grm. durchschn. pro Tag 1,7; indess waren vielfach Schwankungen des Gewichtes.
0,0121	1	0,0554	4,6	0,4484	102,6			
				0,4560	76,5			
0,0121	**1**	0,0554	**4,6**	1,0884	**90,6**			
				0,137	21,8			Rachitis gravis. Durst nicht auffällig stark. Kein Albumin im Urin. Auf Zucker nicht untersucht.
0,0098	0,4	0,0041	0,1	0,1102	16,1			
				0,2294	25,0			
0,0098	**0,4**	0,0041	**0,1**	0,4766	**21,4**			
				0,0459	37,5			Rachitis gravis.
0,0055	0,4	0,0156	1,4	0,0442	9,5			
				0,1431	27			
0,0055	**0,4**	0,0156	**1,4**	0,2332	**20,9**			
				0,086	60,2			Rachitis gravis.
0,0134	2,9	0,00416	0,9	0,0567	24,5			
				0,0325	40,4			
0,0134	**2,9**	0,00416	**0,9**	0,1752	**38,3**			

A. Harn gesunder Kinder.

I. M. W. Gesundes Kind, von mir seit dem Tage der Geburt beobachtet. Entwickelung mit der Wage verfolgt, normal. Alter 1 Jahr 3 Monate.

Ueberblickt man die auf pag. 146 gegebene Tabelle, so zeigt sich für den Harn des Kindes folgendes relative Verhältniss der einzelnen Harnbestandtheile für die 24stündige Harnmenge aus 5 Beobachtungstagen (November 1878 bis Januar 1879).

Rel.	Phosphorsäure	Kalk	Magnesia	Chlor	Körpergewicht.
1.	37,9	0,7	1,1	109,2	10700 Grm.
2.	37,9	0,5	2,7	84,6	10770 „
3.	39,1	0	1,8	122,8	11000 „
4.	36,8	0,8	0,5	56,9	
5.	37,2	2	0,7	?	

II. R. E. Schönes bis vor kurzer Zeit an der Brust genährtes Kind. Alter 1 Jahr 1 Monat. Bei dem Kinde wurde die Urinmenge von 2 Mal 24 Stunden gesammelt, (nicht ohne Verlust). — Beob. am 17. 3. 79.

Rel. Phosphorsäure	Kalk	Magnesia	Chlor	Körpergewicht.
40,4	0,64	?	132,5	9300 Zunahme 80 Grm. in 48 Stunden.

III. H. R. 3jähriger, schön entwickelter Knabe, durchaus gesund. Beob. 6. 1. 79.

Relative Phosphorsäure	Kalk	Magnesia	Chlor
23,7	?	?	90,6

IV. D. 10 Monate. Schönes gesundes Kind. Nachmittags

Rel. Phosphorsäure	Schwefelsäure	Gewicht.
45	10,1	7850

Das specifische Gewicht des Nachturins ist beim gesunden Kinde höher, als das des Tagurins und die Zahlen sind zuweilen ziemlich hoch, so bei dem Kinde W. bis 1025. Der Nachmittagsurin unterscheidet sich von dem Morgenurin nicht wesentlich und das Durchschnittsgewicht stellt sich für den Morgenurin auf 1012, für den Nachmittagsurin auf 1014. — Die Farbe des Urins entspricht in der Mehrzahl No. 2 der

Vogel'schen Farbentafel, nur der Nachturin zeigt eine etwas gesättigtere Farbe.

Gewöhnlich entsprach dem hochgestellten Urin ein erheblicher Gehalt an Stickstoff und an Phosphorsäure.

Bezüglich der relativen Werthe der einzelnen Harnbestandtheile ergiebt sich Folgendes:

Wir müssen, wie erwähnt die Qualität des Harns beim Kinde als eine Function ebenso des regulären Stoffwechsels, als auch des Wachsthums betrachten. Beim Erwachsenen kommt nur der erstere in Betracht. Zuelzer hat nachgewiesen, dass bei erwachsenen, gleichaltrigen und gleichlebenden Individuen den normalen Zuständen bestimmte gleichbleibende relative Werthe der einzelnen Harnbestandtheile entsprechen; dagegen ändern sich diese Zahlen sofort in bestimmter Weise, sobald abnorme Verhältnisse eintreten (z. B. im Fieber); daraus kann man umgekehrt schliessen, dass, sobald die relativen Werthe der Harnbestandtheile sich ändern, dies auch eine Aenderung in der Thätigkeit der Organe anzeigt.

Beim Kinde ist diese Schlussfolge complicirter; hier kann eine Aenderung in der regelmässigen Harnqualität ebenso eine Aenderung im regulären Stoffwechsel, wie in den Wachsthumsvorgängen bedeuten.

Die gefundenen relativen Zahlen lassen also hier keine directe Deutung zu, sondern zeigen nur an, dass entweder in der einen oder andern Sphäre, vielleicht aber in beiden Alterationen stattfinden. Desshalb können wir nur in Bausch und Bogen urtheilen; wir können nur sagen, dass dem Wohlbefinden des gesunden Kindes eine bestimmte relative Zahl der Harnbestandtheile entspricht. Was aber eine Aenderung in der Zahl bedeutet, erkennen wir nur aus den gleichzeitigen functionellen und vegetativen Vorgängen, die wir klinisch beobachten müssen.

Phosphorsäure. Bei dem Kinde W. ist der relative Werth der Phosphorsäure in der 24stündigen Periode nahezu constant. Derselbe bewegt sich in den Zahlen zwischen 36,8 — 39,1.

In den einzelnen Tageszeiten schwankt zwar der relative Werth der Phosphorsäure etwas mehr und zwar Vormittags zwischen 52,6 — 33,1; aber 4 Mal unter 5 Fällen war er 33 — 37,6.

Nachmittags liegen die Schwankungen zwischen 53,4—28. Dreimal 28—34,1; zweimal zwischen 41,7—53,4.

Im Nachturin finden wir die Schwankungen dreimal zwischen 41,6—47, nur zweimal zwischen 25,1—35.

Ungeachtet dieser Verschiedenheiten, welche die einzelnen wechselnden Tagesperioden darbieten und welche vielleicht mit äusseren Einflüssen zusammenhängen, ist es überaus bemerkenswerth, dass die relative Phosphorsäure für die 24stündige Menge in diesen 5 und 3 anderen Beobachtungen 7mal nahezu constant bleibt. Der Ausnahmefall stand in höherem Alter.

Wir können uns hiernach wohl vorstellen, dass der Organismus bestrebt ist, das zu seinem Wohlbefinden nothwendige Gleichgewicht zwischen Einnahme und Excret herzustellen. Weder retinirt er die Phosphorsäure, noch giebt er sie aus in einem höheren Grade, als der mittleren Menge entspricht.

Dieses Resultat trifft genau mit Cruse's[1]) Beobachtungen zusammen.

Cruse fand bei 2 Kindern den ganzen ersten Monat hindurch einen andauernden Phosphorsäuremangel im Harne und glaubte anfänglich diese Erscheinung auf die Beschaffenheit der Nahrung zurückführen zu können; er gab daher den Ammen, welche diese Kinder stillten, andere Kinder von etwa gleichem Gewicht, fand indess bei diesen neuen Kindern einen deutlichen Phosphorsäuregehalt im Urin (=0,033 Proc.). Er fand ferner, dass von 2 Kindern, die nacheinander von einer und derselben Amme gestillt wurden, öfters das eine in den ersten Tagen vollkommenen Mangel an Phosphorsäure im Harn zeigte, während das andere deutlichen Phosphorsäuregehalt hatte. Beide Kinder liessen keine Anomalie erkennen.

Kalk. Ein ganz ähnliches Verhalten zeigt der Kalk. Der Kalk wird unter allen Umständen vom Darmkanal schwie-

[1]) Cruse, Jahrb. f. Kinderheilk. Bd. XI pag. 393 ff.

rig aufgenommen; beim erwachsenen Menschen, wie beim Hunde treten selbst von grossen in den Darmkanal eingeführten Kalkmengen nur kleine Quantitäten in den Harn über und zwar wird die mehr, als in der Norm aufgenommene Menge nicht auf ein Mal entleert, sondern zum Theil erst 24—36 Stunden später, als andere Stoffe. — Auch beim gesunden Kinde sehen wir im Urin den Kalk nur in kleinen relativen Mengen erscheinen. Zuweilen verschwindet der Kalk sogar vollständig aus dem Harn.

Das Kind W. zeigte in der 24stündigen Menge im Urin als relativen Werth des Kalks 0, 0,5, 0,7, 0,8, 2.

Magnesia. Die Magnesia zeigt etwas grössere Schwankungen; sie verschwindet niemals vollständig im Harn, und steigt bis 2,7, während sie im Durchschnitt einen relativen Werth = 1,3 im Harn darbietet.

Chlor. Die relativen Werthe des Chlor sind ziemlich hoch und bewegen sich zwischen 132,5 — 56,9; 3 Mal sind sie über 100: 109,2, 122,8, 132,5. 1 Mal 84,6 und 1 Mal 56,9. Die Bedeutung des Chlor ist hier nicht zu erläutern, weil mir ausreichende Untersuchungen über die Alkalien fehlen; seine physiologische Bedeutung ist aber bekanntlich verschieden, je nachdem es als Chlorkalium oder Chlornatrium erscheint.

B. Harn kranker Kinder.

Leichtere Erkrankungen. Die folgenden Analysen beziehen sich auf solche Fälle, welche leichte Erkrankungen in der Ernährung darbieten. 1 Fall von Lymphadenitis; 3 Fälle leichter Rachitis; 1 Fall von Dyspepsie und Anaemie.

IV. E. B. Zartes, schlank gewachsenes Mädchen, frei von Rachitis im Alter von 1 Jahr 8 Mon., mit einer chronischen Rhino-Pharyngitis behaftet, in deren Gefolge sich beiderseitige Lymphdrüsenschwellungen unter dem Kieferwinkel entwickelten. Die linke Seite vereiterte langsam. Behandlung mit Soolbädern, drei Mal wöchentlich ein Bad mit 2 Pfund Stassfurter Salz. Innerlich reichliche Fleischkost. — Zur Zeit der zweiten Analyse sah das Kind elend aus trotz der constatirten Gewichtszunahme von ca. 20 Grm. pro Tag im Durchschnitt.

Appetit und Stuhlgang waren schlecht. Die Drüse wurde 8 Tage nach der Analyse incidirt und nach und nach das Drüsengewebe mit dem scharfen Löffel entfernt. Allmälig trat im weiteren Verlaufe frischeres Aussehen ein. Vollständige Heilung erst nach 2 Monaten.

Die relativen Werthe der Harnbestandtheile sind folgende:

No.	Phosphorsäure.	Kalk.	Magnesia.	Chlor.	Körpergewicht.
9	42	0	?	96,2	8770
10	25,1	1,2	3,4	67,7	9240

V. M. Z. Poliklinik. Journal-No. 131. Alter 1 J. 7 Mon. Zähne gut, 6 oben, 6 unten. Fontanelle noch offen. Muskulatur welk. Das Kind weigert sich seit einiger Zeit zu gehen. Gewicht 9270. Diagnose: Rachitis incipiens. Therapie: Tinct. Ferri pomat. und Bäder.

Analyse vor Beginn der Therapie:

No.	Relative Phosphorsäure.	Kalk.	Magnesia.	Chlor.	Körpergew.
11	23,2	1,3	1,1	64,5	9270

VI. A. Fl. Poliklinik. Journal-No. 268. Alter 1 J. 3 Mon. Dürftiges Kind. Muskulatur schlaff. Fettpolster leidlich. Fontanelle offen. Haut bleich. Epiphysen der Rippen und Extremitäten geschwollen. Kiefer leicht rachitisch verbildet. Oben 6, unten 2 Zähne. Gewicht 8520. Diagnose: Rachitis levis.

No.	Relative Phosphors.	Kalk.	Magnesia.	Chlor.	Schwefels.	Körpergw.
12	37,4	1	1,9	?	6,3	8520
13	28,9	0	1	78,6	—	8100

VII. Gertrud J., 8 Monat. Mit Milch ernährt. Grosse Fontanelle offen. Hinterkopf weich. Noch kein Zahn. Aussehen bleich. Rippenepiphysen geschwollen. Leichte Obstipation. Muskulatur welk. Fettpolster ziemlich weich.

Diagnose: Rachitis incipiens levis. Therapie: Tinct. Ferri pomat.

No.	Relative Phosphorsäure.	Kalk.	Magnesia.	Chlor.	Körpergew.
14	31,1	0,9	0,7	52,6	?

VIII. E. R. Alter 1 J. 3 Mon. Während der Sommermonate von mir an chronischer Dyspepsie behandelt; zeitweise stinkende, schwer stillbare Diarrhoeen. Aussehen bleich. Fettpolster leidlich. Knochen durchaus nicht rachitisch verbildet. Oben 3, unten 3 Zähne. Fontanelle noch ein wenig offen. Hinterhaupt fest. Das Kind masturbirt. Gewicht 8040.

Diagnose: Anämie, Dyspepsie. Therapie: Pepsinwein. Milch und Bouillon, nebenbei Timpe's Kraftgries.

No.	Relative Phosphors.	Kalk.	Magnesia.	Chlor.	Schwefels.	Körpergw.
15.	20,8	2	0,1	98,9	—	8040
16.	30,3	3,9	0,1	89,2	16,7	8370

In den soeben (unter Gruppe B) mitgetheilten Fällen ist das specifische Gewicht des Nachtharnes nur selten höher, als dasjenige des Tagharnes. Im Ganzen beträgt durchschnittlich das spec. Gewicht 1017 für die ganze Tagesperiode.

Das specif. Gewicht des Morgenurins ist durchschnittlich = 1014.

Das specif. Gewicht für den Nachmittagsurin ist durchschnittlich = 1020.

Das spec. Gewicht des Nachturins ist durchschnittlich = 1017.

Die Farbe des Urins ist in der Mehrzahl der Fälle = 2 der Vogel'schen Skala.

Phosphorsäure. Die Harnqualität ist gegenüber derjenigen der normalen Kinder in der Weise geändert, dass wir die relativen Phosphorsäurewerthe erheblich niedriger finden, als dort. Während ferner im Durchschnitt der Fälle aus Gruppe A. die relative Phosphorsäure in ziemlich gleichmässigen Werthen erscheint, — im Mittel annähernd 40, — fällt hier die Ungleichmässigkeit der Phosphorsäurewerthe auf, obgleich die Kinder nahezu gleichalterig sind; schon bei einem und demselben Kinde erkennt man diese Ungleichmässigkeit der Harnqualität in den verschiedenen Phasen des Uebels. Fall IV zeigt ein Mal 42, ein anderes Mal 25,1. Fall VI zeigt ein Mal 37,4, ein anderes Mal 28,9. Fall VIII zeigt ein Mal 20,8, ein anderes Mal 30,3. Die übrigen Kinder zeigen 31,1 — 23,2 rel. Phosphorsäure in der 24stündigen Periode.

Augenfällig ist in Fall IV und VI das Herabgehen des Phosphorsäurewerthes, dort von 42 auf 25,1; hier von 34,4 auf 28,9; — dort bei Zunahme des Körpergewichtes um durchschnittlich täglich 20 Grm.; hier bei Abnahme desselben um 6,8 Grm. pro Tag. So verschieden diese beiden Fälle anfänglich erscheinen, so haben sie beide doch das Gemeinschaftliche, dass beide Kinder zur Zeit der 2. Analyse sich in fehlerhaften Ernährungsverhältnissen befanden. Bei Kind IV fing die Drüseneiterung an, das bisher noch frisch aussehende Kind wurde bleich, litt viel an Schmerzen, welche nebenbei von der gleichzeitigen scrophulösen Ophthalmie unterhalten wurden, und kam sichtlich herunter. VI litt an Rachitis ohne Unterbrechung des Uebels. Besonders deutlich gab sich der Einfluss der gestörten Ernährung bei VIII zu erkennen, wo die relative Ziffer der Phosphorsäure sich auf 20,8 erniedrigt; dieselbe erhob sich mit zunehmender Besserung der Ernährung bis 30,3. — Alles in Allem stehen indess bei den Kindern dieser Gruppe die relativen Phosphorsäurewerthe niedriger, als dem Alter der Kinder entsprechen sollte.

Kalk. Die relativen Werthe für die Kalkausscheidungen sind 0; 0,9; 1; 1,2; 1,3; 2; 3,9. Wir sehen demnach bei den kranken Kindern, von denen 3 leichte Rachitisformen darboten, die Werthe der Kalkausscheidung nicht wesentlich verschieden von derjenigen bei den gesunden Kindern und ganz wie dort begegnet uns auch hier die Erscheinung, dass der Kalk zuweilen (IV und VI) plötzlich aus dem Urin verschwindet. Man kann hier so wenig, wie oben zugestehen, dass die Nahrung kalkfrei gewesen sei, noch auch, dass die Kalkresorption unterbrochen worden sei.

Magnesia. Von der Magnesia gilt hier dasselbe wie in Gruppe A. Ihr relativer Werth ist etwas höher als beim Kalk und sie verschwindet niemals völlig aus dem Urin. Ihre relativen Werthe schwanken zwischen 0,1—3,4. Die Einzelwerthe sind 0,1; 0,7; 1; 1,1; 1,9; 3,4.

Chlor. Der relative Werth des Chlor im Harn schwankt zwischen 52,6—98,9, und ist durchschnittlich 78,2. Die Werthe sind im einzelnen 52,6; 64,5; 67,7; 78,6; 89,2; 96,2; 98,9 und sind zumeist am höchsten im Nachmittagsurin, wo eine durchschnittliche Höhe von 97,5 erreicht wird; im Ganzen sind sie etwas niedriger als in Gruppe I.

Frägt man sich, welche Bedeutung das Auftreten der geringeren relativen Zahl der Phosphorsäure im Harn hat, so kann man sich wohl vorstellen, dass der Organismus die ihm zugeführte Nahrung bei Störungen der Verdauung nicht in gleicher Weise wie in der Norm benutzt, sondern dass er relativ mehr Stickstoff und weniger Phosphorsäure ausscheidet als im normalen Zustande. Es tritt also eine Ernährungsstörung in der Weise ein, dass eine Retention der Phosphorsäure Statt hat, wahrscheinlich auch des Chlor, während der Stickstoff in relativ grösserer Menge ausgeschieden wird.

Es sind in dieser Gruppe drei Krankheitsformen neben einander gestellt, welche nach dem klinischen Bilde wesentlich von einander verschieden erscheinen. Während das erste Kind einen Symptomencomplex darbietet, welchen man nach der üblichen Nomenclatur Scrophulose (?) nennt, zeigt das Kind im Fall VIII die Form der reinen Dyspepsie, nur complicirt mit einem angenscheinlich das Nervensystem belastenden Uebel der Masturbation; die übrigen drei Fälle sind Fälle von beginnender, aber leichter Rachitis. Alle Fälle haben das Gemeinsame der Störungen in der Verdauung und alle zeigen chemisch als Ergebniss der Untersuchung das Herabgehen des relativen Phosphorsäurewerthes im Urin. Wir sehen, dass bei Fall IV diese Veränderung im Stoffwechsel in dem Maasse sich steigert, als die Ernährung sinkt, oder von nervösen Einflüssen (Schmerz) beeinflusst wird, dass sie in Fall VIII in demselben Maasse der Norm sich wieder annähert, als die Ernährung sich hebt oder die nervösen Einflüsse aufhören, zur Zeit, wo die Masturbation beschränkt wird.

Schwefelsäure. Die relativen Werthe der Schwefelsäure im Harn geben uns einen Maassstab für die Grösse der Gallenausscheidung durch den Darm. Je mehr Schwefel durch die Galle ausgeführt wird, je weniger davon im Darme reabsorbirt wird, um so geringer wird der Werth der Schwefelsäure im Harn und umgekehrt. Nach Zuelzer's Untersuchungen beträgt beim gesunden erwachsenen Menschen in 24 Stunden die relative Schwefelsäure = 18—20. Unmittelbar nach der Mahlzeit, zur Zeit der grössten Gallenabsonderung sinkt sie auf 12 und manchmal noch tiefer. Beim Kinde D. (IV der ersten Gruppe) fanden wir die relative Schwefelsäure nach dem Essen = 10; aus anderen[1]) Untersuchungen wurde dieselbe für die 24stündige Periode auf 16—17 bestimmt. So zeigt sie sich im Ganzen beim Kinde etwas niedriger, als beim Erwachsenen; sie sinkt aber erheblich zur Zeit gestörter Digestion (Diarrhoe) wie in Fall VI auf 6,3, während sie bei Fall VIII zur Zeit der Gesammtbesserung sich wieder auf 16,7 erhebt. So wird sie der stoffliche Ausdruck des augenblicklichen Zustandes der Verdauung, und markirt die Dyspepsie, welche für die ganze Frage der Rachitis von hervorragender Bedeutung ist.

b. Mittelschwere und schwere Rachitisformen.

IX. M. L. Poliklinik No. 5. Alter 1 Jahr 4½ Monat. Seit längerer Zeit wegen Rachitis in Behandlung. Kiefer, Thorax und Extremitäten erheblich rachitisch verbildet. Oben keine, unten 2 Zähne. Gewicht 8200.

Diagnose: Rachitis gravis. Therapie: Milde Eisenpräparate. Im Fortlauf der Krankheit stellte sich zuweilen Obstipation ein. Das Gewicht nahm nicht stetig und nur wenig zu; im Durchschnitt anfänglich 6,2 Grm. pro Tag; später und zwar zur Zeit der dritten Analyse brach ein Schneidezahn durch und die Gewichtszunahme wurde besser; 18 Grm. pro Tag; bald darauf wieder Diarrhoen und Gewichtsabnahme. —

Rel.	Phosphorsäure	Kalk	Magnesia	Chlor	Gewicht
17	14,9	?	?	72,5	8200
18	24,8	?	1,4	105,9	8390
19	15,3	1	0,6	64,9	8750.

[1]) Ich muss davon Abstand nehmen, an dieser Stelle die einer anderen Versuchsreihe angehörenden Untersuchungen über die Schwefelsäure des Harns mitzutheilen.

X. A. M. Poliklinik Journal-No. 647. Alter 1 J. 6 Mon. Gewicht 6810. Bleiches Kind. Fontanelle offen. Epiphysen aller Röhrenknochen aufgetrieben. Rippenepiphysen geschwollen. — Unten 2 Zähne. Appetit leidlich. Stuhlgang normal. Diagnose: Rachitis totalis. Therapie: T. ferri pomat.

No.	Relative Phosphorsäure,
20	14
21	13,2
22	12,4

XI. C. H. 1 J. 7 Mon. Dickes, etwas bleiches Kind. Rippenepiphysen und Epiphysen der Extremitäten geschwollen. Leidet seit einiger Zeit an stets und heftig auftretenden Anfällen von Laryngismus stridulus. Leib hart, gespannt. Gewicht 8300. Zunahme in 15 Tagen 360 Grm. Diagnose: Rachitis. Laryngismus stridulus. Therapie: Ferrum, später Bromkalium.

Zur Zeit der zweiten Analyse hat das Kind besseres Aussehen, besseren Appetit. Gewicht 8660.

No.	Relative Phosphorsäure.	Kalk.	Magnesia.	Chlor.	Körper-Gewicht.
23	25,9	0,7	2,7	16,2	8300
24	14,3	0	0,7	40,3	8660

XII. O. H. 1 J. 3 Mon. Poliklinik No. 28. Bleiches Kind. Fontanelle offen, unten 2, oben 2 Zähne. Kiefer nicht verbildet. Rippenepiphysen und diejenigen sämmtlicher Röhrenknochen verdickt. Stuhlgang angehalten. Leib aufgetrieben. Gewicht 8720.

Zur Zeit der zweiten Analyse hat das Kind ein Gewicht von 8850 und das Kind beginnt sich auf die Füsse zu stellen. Ein Zahn ist nicht durchgebrochen.

Durchschnittliche tägliche Gewichtszunahme, nachdem vorerst ein Rückgang desselben statt gefunden hatte, 4 Grm.

Diagnose: Rachitis. Therapie: Ferrum.

No.	Relative Phosphorsäure.	Kalk.	Magnesia.	Chlor.	Körpergewicht.
26	37	1	4,6	90,6	8850

zur Zeit der Besserung.

XIII. A. B. Poliklinik Journal-No. 359. Alter 1 Jahr. Bleiches Kind. Fontanelle offen; lautes Hirngeräusch. Sämmtliche Epiphysen der Röhrenknochen aufgetrieben. Brustwirbelsäule und Lendenwirbelsäule stark nach hinten convex gekrümmt. Respiration flach, 64 in der Minute. Respirationsorgane normal. Stuhlgang angehalten. Fettpolster gut entwickelt. Gewicht 7800.

Diagnose: Rachitis gravis. Anaemie.

Therapie: Tinct. Ferri pomat. und Bäder.

No.	Relative Phosphorsäure.	Kalk.	Magnesia.	Chlor.	Körpergewicht.
27	34,3	0,4	0,1	21,4	7800

XIV. J. Sch., Poliklinik Journ. 407, 2 Jahre alt. Schlecht genährt. Muskulatur welk. Ober- und Unterkiefer zeigen stark rachitisch gestellte Zähne. Epiphysen der Röhrenknochen sämmtlich aufgetrieben. Leib stark. Oben 8, unten 9 Zähne. Gewicht 7570.

Diagnose: Rachitis totalis.

Therapie: Soolbäder und T. Ferri pomat.

	Rel. Phosphorsäure	Kalk	Magnesia	Chlor.
No. 28	28,1	0,4	1,4	20,9

XV. P. M. Poliklinik 497. Alter 1 Jahr und 3 Monate. Grosse Fontanelle offen. Thorax mächtig verbildet Rippenenden stark knotig aufgetrieben. Extremitätenepiphysen stark verdickt. Leib colossal. Milztumor nicht nachweisbar. Gelenke schmerzhaft. Auf der Haut Miliaria rubra. Gewicht 7800. Zunge belegt. Stuhlgang täglich 1 Mal

Diagnose: Rachitis gravis.

Therapie: Acid. hydrochlorat.

No.	Rel. Phosphors.	Kalk	Magnesia	Chlor	Körpergewicht.
29	27,9	2,9	0,9	38,3	7800

Die Fälle dieser 3. Gruppe lassen ebenso wenig, wie die der 2. das erhöhte specifische Gewicht des Nachturins erkennen. Das specifische Gewicht des Urins ist im Ganzen, wenn man Fall XIII ausnimmt, welcher gewisse Besonderheiten hat, auf welche wir alsbald zurückkommen, = 1014.

Das specifische Gewicht des Morgenurins ist durchschnittlich = 1012.

Das specifische Gewicht des Nachmittagsurins ist durchschnittlich = 1017.

Das specifische Gewicht des Nachturins ist durchschnittlich = 1017,3.

Die Farbe des Urin war zumeist hellgelb, entsprechend der Vogel'schen Scala = 2.

Ganz verschieden davon verhielt sich der Urin in Fall XIII, derselbe zeigte die hohen spec. Gewichte;

Morgenurin = 1038
Nachmittagsurin = 1036
Nachturin = 1040.

Der Harn war trübe, seine Farbe war zwischen 4—5 der Vogel'schen Scala. Derselbe ist leider auf Zucker nicht untersucht worden, war aber frei von Albumen und enthielt grosse Mengen Stickstoff. Das Kind entzog sich der weiteren Beobachtung, so dass nicht feststeht, ob die Rachitis in diesem Falle mit einer anderen für unsere Untersuchungen in's Gewicht fallende Anomalie complicirt war.

Phosphorsäure. Der Gehalt der Harne an Phosphorsäure war mit einer Ausnahme so, dass die relativen Werthe niedrig standen. Dieselben bewegten sich zwischen 12,4—37 (Heilung), und betrugen im Einzelnen

12,4; 13,2; 14; 14,3; 14,9; 15,3; 24,8; 25,9; 27,9; 28,1; 34,3 (Fall XIII), 37 (Fall XII in Heilung). —

Kalk. Für den Kalk wurden auch hier wieder ähnliche relative Werthe festgestellt, wie in den beiden andern Gruppen.

Die Werthe sind 0,4; 0,4; 0,7; 1; und einmal 2,9. Auch in dieser Gruppe befand sich ein Fall (XI), wo der Kalk plötzlich völlig aus dem Harn verschwand. Es geschah dies zu einer Zeit, wo der die Rachitis complicirende Laryngismus stridulus sich vermindert hatte.

Magnesia. Die Werthe für die Magnesia bewegen sich zwischen 4,6 (nur einmal) und 0,1. 4 Mal waren dieselben unter 1 (0,9; 0,7; 0,6; 0,1). 2 Mal über 1 (1,4). Einmal 2,7.

Im Ganzen gilt also für die Magnesia dasselbe, wie für den Kalk.

Chlor. Erheblich geringer, als in der ersten Gruppe sind durchschnittlich die Werthe für Chlor. Dieselben sind 20,9; 21,4; 38,3; 40,3; 64,9; 67,1; 72,5; 90,6; 105,9.

Ueberblickt man jetzt die relativen Zahlenwerthe, so drängt sich als Resultat der analytischen Ergebnisse zunächst die Thatsache auf, dass das rachitische Kind in seinem Stoffwechsel von dem gesunden sich wesentlich dadurch unterscheidet, dass es Phosphorsäure und Chlor retinirt, während es den Stickstoff leichter abgiebt. Es ist diese Thatsache um so überraschender, als man von vornherein das gerade Gegentheil hätte erwarten sollen. Man konnte sicherlich eher darauf gefasst sein im Harn besonders die Phosphorsäure vermehrt zu finden, nachdem doch unzweifelhaft feststand, dass der rachitische Knochen neben Kalk und Magnesia an Phosphorsäure ärmer ist, und nachdem auch besonders Marchand im Harn rachitischer Kinder einen grösseren Reichthum an Phosphaten glaubte nachweisen zu können.

Dies überraschende Factum lenkte die Aufmerksamkeit auf die anderen Ausscheidungswege hin, da vor einem definitiven Abschluss die Frage beantwortet werden musste, ob nicht die im Harn vermisste Phosphorsäure sich in den anderen Excreten vorfand. Desshalb wurde eine Reihe von Faecalanalysen rachitischer gleichmässig ernährter Kinder gemacht und auch hier wieder die Faecalanalyse von einem gesundem Kinde zur Basis der Beurtheilung genommen.

1. Gesundes Kind. Stuhlgang fest, braun. 70 Grm. von 2 Mal 24 Stunden. R. E. (Gruppe I, Fall 2). Gewicht des Kindes 8380 Grm. Alter 1 J. 1 Mon. Genossene Nahrung: Milch, Bouillon, Kalbfleisch, Semmel.

Trockengewicht der in Aq. löslichen Substanz = 2,859 Grm.

In derselben sind enthalten

Kalk	= 0,0478	Grm.
Magnesia	= 0,0096	„
Phosphorsäure	= 0,0200	„

Trockengewicht der in Salzsäure löslichen Substanz = 8,566.

Die Asche enthält:

Kalk = 0,5778 Grm.
Magnesia = 0,900 „
Phosphorsäure = 0,70 „

In Sa. Trockengew. = 11,425 in 48 Std. = 5,712 in 24 Std.
„ Kalk = 0,6256 „ = 0,3128 „
„ Magnesia = 0,0996 „ = 0,0498 „
„ Phosphors. = 0,72 „ = 0,36 „

Berechnet man diese Zahlen auf 1 Kilo Körpergewicht, so ergiebt sich:

Kalk = 0,03 Grm. in 24 Stunden.
Magnesia = 0,005 „ „
Phosphorsäure = 0,04 „ „

2. Kind Fr. Schw. Alter 2 J. 4 Mon. Gewicht 8320. Schwere Rachitis. Stuhlgang 4 Mal in 24 Stunden, dünn, schmutzig grün, übelriechend. Nahrung: Milch, Bouillon, Kalbfleisch, Semmel. Innerlich Tinct. Ferri pomat. $^1/_4$ der Gesammtmenge des Stuhlgangs zur Untersuchung genommen.

Trockengewicht der in Aq. löslichen Substanz = 0,848 Grm.

In der Asche: Kalk = 0,02688 Grm.
Magnesia = 0,00113 „
Phosphorsäure = 0,01 „

Trockengewicht der in Salzsäure löslichen Substanz = 0,7725.

Darin enthalten: Kalk = 0,08288 Grm.
Magnesia = 0,0045 „
Phosphorsäure = 0,04 „
Eisen = 0,0224 „

Summa des Trockengewichts = 1,6205, also 6,482 in 24 Std.
In Summa Kalk = 0,10976, „ 0,43904 „
„ Magnesia = 0,00563, „ 0,0225 „
„ Phosphorsäure = 0,05 = 0,2 „
„ Eisen = 0,0224 = 0,089 „

Berechnet man diese Zahlen auf das Körpergewicht, so wird auf 1 Kilo ausgeschieden Kalk = 0,052 Grm.
Magnesia = 0,0027 „
Phosphorsäure = 0,024 „
Eisen = 0,01 „

3. Dasselbe Kind, dieselbe Nahrung. Körpergewicht 8340 Grm. 4 Stühle in 24 Stunden. Stuhlgang dünnflüssig, übelriechend, von schmutzig grüner Farbe.

Trockengewicht eines Stuhlgangs = 2,351 = 9,404 Grm. in 24 Stunden.

In Summa	Kalk	= 0,154	= 0,616 Grm.	in 24 Std.
"	Magnesia	= 0,0168	= 0,0672 "	"
"	Phosphorsäure	= 0,055	= 0,220 "	"

Dies ergiebt auf 1 Kilo des Körpergewichts berechnet,

Kalk	= 0,07 Grm.
Magnesia	= 0,008 "
Phosphorsäure	= 0,02 "

4. Kind D. Leichte Rachitis. Alter 2 J. 6 Mon. Gewicht 10600 Grm. Nahrung: Milch, Bouillon, Fleisch, Semmel. Stuhlgang weich, braun. 3 Stühle in 24 Stunden, $^1/_3$ zur Untersuchung genommen. — Medication: Tinct. Ferri pomat.

Trockengew. der Substanz	= 3,275,	also in 24 Std.	= 9,825
Darin enthalten Kalk	= 0,1436,	"	= 0,4308
Magnesia	= 0,0307,	"	= 0,0921
Phosphors.	= 0,0500,	"	= 0,15
Eisen	= 0,0616,	"	= 0,1848

Auf 1 Kilo Körpersubstanz berechnet, ergiebt sich:

Kalk	= 0,04 Grm.	in 24 Std.
Magnesia	= 0,008 "	"
Phosphorsäure	= 0,014 "	"
Eisen	= 0,017 "	"

Es ergeben sich also in den

Faeces auf 1 Kilo Körpergewicht.	Gesundes Kind.	Rachitis gravis.		Rachitis levis.
Kalk	0,03	0,0520	0,07	0,04 Grm.
Magnesia	0,005	0,0027		0,008 "
Phosphorsäure	0,04	0,024	0,02	0,014 "
Eisen	?	0,01		0,017 "

Die Zahlen sind in doppelter Beziehung lehrreich; sie zeigen, dass von einer vermehrten Ausscheidung der Phosphorsäure in dem Stuhlgange rachitischer Kinder keine Rede ist, sie beweisen aber auch, dass in den Faeces der rachitischen

Kinder beträchtlich mehr Kalk ausgeschieden wird, als in denjenigen der gesunden Kinder.

Wir sind somit berechtigt zu schliessen:

1. Das gesunde Kind retinirt den Stickstoff energischer als das rachitische und giebt die Phosphorsäure leichter im Urin aus, und zwar ist das Verhältniss der Ausscheidung beider Körper in dem Maasse gleichmässiger, als die Entwickelung gleichmässig fortschreitet.

2. Das rachitische Kind scheidet unter dem Einflusse dyspeptischer Zustände den Stickstoff im Harn leichter aus als das gesunde, während es die Phosphorsäure retinirt. Das Verhältniss in der Ausscheidung beider Körper ist bei der Rachitis im Ganzen grösseren Schwankungen unterworfen, als bei gesunden Kindern.

3. Die Ausscheidung des Kalk und der Magnesia im Urin lässt zwischen gesunden und rachitischen Kindern keinen Unterschied erkennen. Unter noch nicht bekannten Umständen verschwindet der Kalk au's dem Harn sowohl der gesunden wie der rachitischen Kinder mitunter vollständig.

4. Die relative Menge des im Harn ausgeschiedenen Chlor ist bei gesunden Kindern grösser als diejenige bei rachitischen Kindern.

5. Im Stuhlgange rachitischer Kinder (auf 1 Kilo Körpergewicht berechnet) wird mehr Kalk ausgeschieden, als in demjenigen gesunder Kinder.

6. Die Ausscheidung der Phosphorsäure im Stuhlgange rachitischer Kinder ist (auf 1 Kilo Körpergewicht berechnet) nicht vermehrt, gegenüber derjenigen gesunder Kinder.

Wir betrachten noch einmal die Verhältnisse der Kalkausscheidung.

Da wir gesehen haben, dass bei gesunden und rachitischen Kindern die Kalkausscheidung im Harn zeitweise cessirt, so kann man a priori kaum annehmen, dass die gestörte Resorption vom Darm aus den Defect verschuldet. Man hat zwar versucht die Verarmung des rachitischen Knochens an Kalk darauf zurückzuführen, dass das rachitische Kind vom Darm aus keine Kalksalze resorbirt, indess sprechen gegen eine solche Annahme mannigfache Beobachtungen. Wir wissen aus den Untersuchungen von Schiff und Weiske, dass besonders das wachsende Thier die Entziehung des Kalks in der Nahrung nicht lange ertragen kann, sondern unter schnell zunehmender Schwäche zu Grunde geht. Mangelndee Kalkresorption würde also schwer bedrohlich sein. — Wenn wir dennoch annehmen wollten, dass dem Knochen des rachitischen Kindes andauernd kein Kalk zugeführt wird, so würde daraus noch keinesweges die enorme Armuth des rachitischen Knochens an Kalk erklärlich werden. Im Knochen des gesunden Kindes verhält sich der Kalk zum Stickstoff = 563 : 100. Macht man nun die Voraussetzung, dass ein Kind selbst ein volles Jahr keinen Kalk in der Nahrung erhalten habe, so würde, da das Skelett zwischen dem 1—2. Lebensjahre etwa um 10 Proc. zunimmt, der Stickstoffgehalt des Knochens ebenfalls etwa von 100 auf 110 gestiegen sein, während der Kalk ohne Zunahme bliebe; daraus würde ein Verhältniss zwischen Kalk und Stickstoff im Knochen = 513 : 100 resultiren; niemals aber könnte ein solches Zahlenverhältniss erklärlich werden, wie die Eingangs angeführten Analysen zeigen. Man muss also, von welchem Gesichtspunkte auch immer, von dem Gedanken lassen, die Kalkarmuth des rachitischen Knochens aus mangelnder Kalkresorption zu erklären.

Wenn die Sachlage nun so ist, so bleibt nur die Annahme möglich, dass der Knochen seine Kalksalze verliert. — Die Frage ist, auf welchem Wege dies geschieht und auf welche Weise.

Was den Weg betrifft, so haben die Stuhlganganalysen gezeigt, dass viel Kalk mit der Faeces abgeht. Der vorzüglichste Ausscheidungsweg des Kalks ist also vorwiegend der Intestinaltractus. Ueber die Art und Weise der Ausscheidung ist die Begründung einer festen Vorstellung augenblicklich noch nicht möglich. — Wir kennen bis jetzt mit Sicherheit nur eine Substanz, welche nachgewiesenermassen die Auslaugung von Knochen bewerkstelligt, dies ist die Milchsäure. Mag dieselbe, wie es von Heitzmann geschehen ist, subcutan in grosser Menge applicirt werden, oder durch übermässige Einführung von Amylum in den Darm im Hungerzustande (also bei Abwesenheit von Salzen), wie es in den Versuchen von Zuelzer (l. c.) geschah, gebildet werden, so resultirt in beiden Fällen eine starke Ausscheidung von Kalksalzen.

Ob nun in der Rachitis die Auslaugung des Knochens durch die Milchsäure geschieht, oder ob ein anderer ähnlich wirkender Stoff dies bewirkt, ist jetzt nicht zu entscheiden. Soviel geht aus den Untersuchungen über den Zustand der Digestionsorgane rachitischer Kinder hervor, dass hochgeradige Alterationen derselben Statt haben, welche die Milchsäurebildung möglicherweise besonders fördern. Auch ist ja bekannt, dass gerade solche Kinder leicht an Rachitis erkranken, welche frühzeitig reichliche Massen von Amylum in der Nahrung erhalten haben.

Ein zweites Moment, welches besondere Beachtung verdient, ist der Einfluss der Nerven auf den wachsenden Knochen. Dieser Einfluss ist sehr bedeutend. Während die locale Reizung des Knochens (Einschlagen von Nägeln, v. Langenbeck) eine Verdickung des Knochengewebes zu Stande bringt, erfolgt bei Durchschneidung der die Knochen versorgenden Nerven eine erhebliche Verdünnung der compacten Knochensubstanz; hierbei geschieht am Periost eine Auflagerung von Kalksalzen, die aber nicht das Gefüge des Knochens tragen (Schiff).

Es ist wohl möglich, dass bestimmte Einflüsse von Seiten des Nervensystems auf die Knochen bei der Rachitis eine ähnliche Rolle spielen. Dass die nervösen Organe hierbei stark in Mitleidenschaft gezogen sind, dafür giebt uns neben vielen andern Erscheinungen die Neigung zu Laryngismus stridulus und zur Hirnhypertrophie, welche beide ausschliesslich der Rachitis eigenthümlich sind, einen zuverlässigen Anhaltspunkt.

Welches Bild kann man sich nach alledem vom Wesen der Rachitis machen?

Klinisch steht fest, dass jede Rachitis mit dyspeptischen Symptomen beginnt und grösstentheils mit denselben verläuft. Es ist aber dargethan worden (Gruppe 2), dass die Dyspepsie diejenige eigenthümliche Alteration des Stoffwechsels zu Stande bringt, wobei Phosphorsäure und wahrscheinlich auch Chlor im Körper retinirt werden, während der Stickstoff leichter den Körper verlässt, als bei gesunden Kindern. Dieselben Erscheinungen treten bei Rachitis auf, u. z. um so augenfälliger, je schwerer die Rachitis ist. So sehen wir den Zusammenhang zwischen der Rachitis und der Dyspepsie so augenfällig, dass die Herleitung der einen aus der andern Anomalie kaum von der Hand zu weisen ist. Nun fällt es mir selbstverständlich nicht ein, zu behaupten, dass jede Dyspepsie zur Rachitis führt, vielmehr sind die Ausgänge der ersteren mannigfach. Das aber ist sehr wahrscheinlich, dass, wenn jene dyspeptische Alteration des Stoffwechsels — wie ich sie kurz nennen will — welche sich durch Retention der Phosphorsäure und wahrscheinlich auch durch reichliche Ausscheidung des Kalks durch den Darm markirt, längere Zeit andauert, daraus allmälig eine Umgestaltung in der gesammten Constitution des Organismus resultirt.

Anscheinend tritt eine Ernährungsstörung in der Weise ein, dass, während die Knochen an Erdphosphaten verarmen, die übrigen Organe reicher an Salzen werden, als der Norm zukommt. Wahrscheinlich entspricht aber auch diesem grösseren Salzreichthum der Gewebe ein grösserer Wasserreichthum. Darauf hat schon Friedleben hingewiesen, mit der Behauptung, dass alle Gewebe der rachitischen Kinder succulenter seien, als die der normalen; dafür spricht auch die schon seit Glisson behauptete grössere Dünnflüssigkeit des rachitischen Blutes, sowie die Neigung zu hydrocephalischen Ausschwitzungen.

So erkennen wir in der Rachitis eine echte, chemisch wohl zu erläuternde Dyscrasie.

Die Therapie war wie immer empirisch dieser Erkenntniss zuvorgekommen. Nicht mit Zuführung von Kalksalzen oder Kalk-lösenden Säuren erreicht man in der Krankheit Erfolge, sondern mit allen denjenigen diätetischen Mitteln, welche die gesammte Ernährung heben; daher die vortreffliche Wirkung der Luftverbesserung, der Soolbäder, des Eisens und Leberthrans. —

Mir obliegt am Schlusse der Arbeit die angenehme Pflicht Herrn Zuelzer, auf dessen hygienischem Institut ich gearbeitet habe, für die wahrhaft freundschaftliche Unterstützung meinen herzlichsten Dank zu sagen.

An der Discussion betheiligen sich die Herren Lender-Kissingen, welcher die Vierordt'schen Experimente über den capillaren Gaswechsel im kindlichen Alter betont, und Seemann-Berlin, der als Resultat eigener Untersuchungen kurz erwähnt, dass das Verhältniss der Phosphorsäure zum Stickstoff im Urin der Kinder ein ungleich grösserer sei als bei Erwachsenen, und dass rachitische Kinder durchweg in allen Stadien ihrer Krankheit weniger Kalk im Urin ausscheiden als gesunde. Er weist im Uebrigen auf eine demnächst erscheinende ausführliche Arbeit hin. — Herr Zuelzer bespricht die Methoden der Harnuntersuchung bei Kindern und verweist auf sein demnächst erscheinendes Buch: „Die klinische Harnanalyse."

Herr Kormann-Coburg hat auf Ersuchen der Section ein Referat „über die gefahrdrohenden Krankheitssymptome im Kindesalter" übernommen, um als Grundlage zur Discussion zu dienen, und legt dasselbe in ausführlicher Arbeit vor. Leider verbietet der begrenzte Raum dieses Heftes, den Abdruck derselben in extenso[1]), so dass wir uns auf einen kurzen Auszug beschränken müssen. Wir bemerken noch, dass in dem Referate der Literatur der letzten 5 Jahre sorgfältigst gedacht ist.

Es kann im Kindesalter fast ein jedes Krankheitssymptom gefahrdrohend werden, und so geringfügig die eine oder andere Erscheinung von Anfang an sich darstellen mag, so schwer kann sie im weiteren Verlaufe werden. Es erscheint zweckmässig, die Symptome nach den Organgruppen einzutheilen, von denen sie hervorgerufen werden.

[1]) erfolgt im „Archiv für Kinderheilkunde".

I. Symptome von Seiten der Respirationsorgane.

a) Die vorzeitige Athmung und die durch sie bedingte Asphyxie (Scheintod). Schon eine einmalige Athmung des Neugeborenen innerhalb der mütterlichen Geburtswege, die stets zur Aspiration von kleinen Flüssigkeitsmengen in die Luftwege führt, kann schwere Krankheiten nach sich ziehen. Ist Scheintod vorhanden gewesen, so ist die Prognose selbst nach Wiederbelebung des Kindes nicht absolut günstig, da noch Pneumonie durch die aspirirten Massen eintreten kann.

b) Dyspnoe. Unter den Krankheiten, welche hierzu und schliesslich zur Suffocation führen können, sind zu nennen die Coryza, die Ozaena syphilitica, Vergiftungen mit ätzenden Flüssigkeiten, der Retropharyngealabscess, auf den Kehlkopf sich fortpflanzende Stomatitis aphthosa, Bronchitis capillaris, das Empyem, Pneumonien, Lungenatelectase, Fremdkörper in den Bronchien, Herzfehler, Hirnembolien.

c) Die Respirationsstenose. Sie entsteht bei angeborener Enge des Larynx, Glottisödem, Larynxcroup, Diphtheritis der Luftwege, Bronchialdrüsenverkäsung, Struma neonatorum, durch grössere Fremdkörper, welche in den grösseren Bronchien stecken bleiben oder in einem Oesophagusdivertikel verborgen sind. Die Prognose der Respirationsstenose, mag die Ursache der letzteren sein, welche sie wolle, bleibt stets eine zweifelhafte.

d) Oedema pulmonnm. Das acute Lungenödem ist bei Kindern nicht beobachtet worden, das secundäre, die verschiedenartigsten Krankheiten abschliessende ist für den Arzt von wenig Interesse, weil es eben nur den schon erwarteten letalen Ausgang des primären Leidens anzeigt.

II. Symptome von Seiten des Nervensystems.

a) Die Eklampsie und die Convulsionen. Alle Krampfanfälle, so geringfügig auch die Ursachen dazu sein mögen, sind bedenklich. Hervorgerufen werden sie, wenn wir wie billig das Zahnen völlig ausscheiden, besonders durch das heftige Fieber im Beginne von Pneumonien und acuten Exanthemen, durch Hirn- und Rückenmarksaffectionen, krankhafte Zustände der Verdauungsorgane.

b) Coma. Wie das Lungenödem ist auch das Coma meistens der Abschluss einer Reihe gefahrdrohender Symptome und daher prognostisch von geringerer Wichtigkeit. Nur in einzelnen bestimmten Störungen tritt es so schnell auf und hält so lange an, dass es symptomatisch von grösster Wichtigkeit wird. Solche Krankheitszustände sind traumatische Verletzungen des Schädels, Meningiten, Hirnabscesse, acute Leberatrophie, hypertrophische Lebercirrhose, acute Fettentartung, Diabetes mellitus, acute Endocarditis und Vergiftung durch Santonin oder Opium.

c) Lähmungen. Wir schliessen von der Besprechung die sogenannte essentielle, infantile, so wie die spastische spinale und die traumatisch unter der Geburt erworbene Lähmung als eine günstige Prognose bietende aus. Von ernster Vorhersage sind solche Paresen und Paralysen, welche im Verlaufe schwerer Erkrankungen, besonders des Schädelinhaltes auftreten; hierher gehören Hirntuberkel, Hirnerweichnng, Hydrocephalus congenitus, Neubildungen im Gehirn, Felsenbeincaries, diphtheritische Lähmungen, Paralysen in Folge von Rückenwirbelcaries und kyphotischer Verbindung der Wirbelsäule.

d) Trismus und Tetanus. Nicht eben sehr selten bei Neugeborenen, zuweilen vielleicht in Folge zu heisser Bäder, zuweilen auch durch Nabelvereiterung, häufig aus bis jetzt unbekannten Ursachen.

e) Nackenstarre, häufig schon früh auftretend bei Meningiten und Hydrocephalus internus.

f) Delirien und Tobsucht, besonders bei Erkrankungen des Mittelohres und bei Miliartuberculose der weichen Hirnhaut ohne Meningitis.

g) Acuter Wahnsinn. Ein Fall beobachtet in Folge von Vergiftung mit Bilsenkrautextract.

III. Symptome von Seiten des Verdauungstractus

a) Erbrechen. So ungefährlich das Erbrechen der Säuglinge bei überfülltem Magen, so ernst ist dasselbe zu nehmen, wenn die Ursache Hirnerkrankungen oder organische Magen-

Darmerkrankungen. Zu den Krankheiten ersterer Art gehören die Meningiten und Hirntuberkeln, bei denen das Erbrechen meist das erste gefahrdrohende aber häufig nicht gewürdigte Symptom bildet. Krankheiten der zweiten Gattung zeigen sich meist als Blutbrechen oder Kothbrechen; die dasselbe erzeugenden Zustände sind imperforatis ani, Atresie des Darmes bei normalem Anus, innere Einklemmungen, Darminvagination, Geschwürsbildungen im Magen und Duodenum, Neubildungen im Darm, Peritonitis.

b) Abgang von Meconium an einem falschen Orte, sei es durch den Nabel oder durch die Harnröhre.

IV. Symptome von Seiten der Circulationsorgane.

a) Arythmie des Herzschlages. Bei Kindern seltener als bei Erwachsenen, stets aber bedeutsam, weil häufig Vorbote der Herzlähmung. Ausserdem finden wir sie auch bei Endocarditis, Herzfehlern und Innervationsstörungen in Folge von Hirnkrankheiten.

b) Collapsus. Von schwerer Bedeutung, weil Wiederherstellung ausser in Vergiftungsfällen sehr selten. Zu unterscheiden hiervon mit weit besserer Prognose der „gutartige“ Collaps in der Krise einer Pneumonie oder in der Apyrexie, herbeigeführt durch medicamentöse oder Kaltwasserbehandlung. Schwere Collapse werden beobachtet bei hochgradigen Säfte- oder Blutverlusten (Brechdurchfall, Peritonitis, maligne Neubildungen, Nabelblutungen, Blutungen nach Circumcision, melaena neonatorum, innere Blutungen, Haemophilie, Noma, Nachblutungen nach chirurgischen Operationen), bei Infectionskrankheiten (Typhus, Erysipelas, acute Eettentartung der Neugeborenen, infectiöse Peritonitis, Diphtheritis), bei Vergiftungen (durch Cyticus laburnum, Tabakschmirgel, bittere Mandeln, Opium) und bei Darminvagination.

V. Symptome von Seiten des Allgemeinbefindens.

a. Hyperpyrexie. Da durch sie dem Kinde meist mehr Gefahren drohen als durch die krankhafte Affection selbst, so ist ihre Bekämpfung eine Hauptaufgabe. Jede Temperatur über 39° C. ist im Kindesalter als Hyperpyrexie aufzufassen. Wir treffen sie vorzugsweise an bei dem Ausbruche der Infectionskrankheiten (Typhen, Scharlach, Pocken, Masern, Diphtheritis, Erysipele, acuter Gelenkrheumatismus, Pneumonie). Ausserdem bei Angina follicularis, internen Eiterungen, nach chirurgischen Operationen, Tetanus. Bekämpft wird die Hyperpyrexie theils durch Medicamente (Chinin, Digitalis, Salicylsäure und salicylsaures Natron), theils und wohl am vorzüglichsten durch die Kaltwasserbehandlung (Bäder und Einwicklungen).

b. Hypopyrexie. Sie findet sich ausser in der Krise acuter Krankheiten und während der Kaltwasserbehandlung nur bei Sclerema neonatorum.

c. Schüttelfrost. Ist im Kindesalter selten und wird oft durch Collaps und Convulsionen ersetzt.

d. Abmagerung. Ist von viel grösserer Bedeutung und häufig das erste auffallende Symptom. Ihre Ursachen sind hauptsächlich Dyspepsie künstlich ernährter Kinder und die daraus hervorgehende Assimilationsschwäche (Atrophie), Fettdiarrhöe, Rachitis, Enteritis follicullaris; sodann congenitale Syphilis, Leberverfettung, maligne Neubildungen, phthisische und mit wiederholten Blutverlusten und langwierigen Eiterungen einhergehende Krankheiten.

e. Nahrungsverweigerung. Begegnet uns in allen jenen Fällen, in denen die Kinder nicht schlucken (z. B. bei Retropharyngealabscessen) oder nicht saugen können (z. B. bei Soor).

f. Anämie. Folgeerscheinung von Scrophulose, Rachitis, hereditärer Disposition zu Krankheiten der Respirationsorgane, hochgradigen Blut- und Säfteverlusten. Speciell zu nennen die im Kindesalter selten beobachtete perniciöse Anämie. Alle diese Affectionen erfordern eine energische Behandlung, um deletären Störungen vorzubeugen.

Die Discussion wird bis zur nächsten Versammlung vertagt.

Herr Rehn (Frankfurt a. M.) legt aus einem für die Section beabsichtigten Vortrage über die acute Rachitis folgende Thesen vor:

1. Eine acute Rachitis in dem Sinne neuerer Autoren (Möller, Bohn, Steiner u. s. w.) existirt nicht.
2. Die als solche geschilderte Erkrankung ist nichts Anderes als eine Osteo-Myelo-Periostitis, resp. die primäre infectiöse Knochenmark- und Knochenhaut-Entzündung Lücke's.

Als Grundlage für die Aufstellung dieser Ansicht dienen fünf Beobachtungen der Erkrankung innerhalb des ersten Lebensjahres.

Das Krankheitsbild entsprach im Wesentlichen in allen Fällen dem von den erwähnten Schriftstellern für die acute Rachitis gegebenen.

Bei mehr oder minder ausgesprochenen Allgemeinerscheinungen, d. h. meist mässigem Fieber, Anämie, Abmagerung, Schweissen, neben Digestionsstörungen, besonders Diarrhöen, oft mit blutiger Beimischung, — acute Auftreibung der Enden mehrerer Extremitäten-Knochen mit Functionsstörung der Extremitäten bis zu scheinbarer Paralyse, intensiver Empfindlichkeit gegen Druck und mässigem Oedem der bedeckenden Weichtheile, desgleichen Auftreibung des Alveolarfortsatzes der Kiefer an den im Durchbruch begriffenen oder vor Kurzem durchgebrochenen Zähnen mit hochgradiger Hyperämie, resp. Entzündung des entsprechenden Zahnfleisches. —

Dass es sich hierbei nicht um einen rachitischen, sondern um einen osteo-myelitischen und periostitischen Process handelt ergibt sich

1. aus dem Sitz der Auftreibung, welche nicht die Epiphysen, sondern die Diaphysen-Enden der Extremitäten-Knochen betrifft;
2. aus den verschiedenen Ausgängen des Processes (besonders dem in suppurative Myelo-Periostitis, Diaphysen-Necrose und Epiphysen-Lösung) bei gleichem Krankheitsbild.

3. aus dem primären Auftreten der Affection an den Enden eines oder zweier Extremitäten-Knochen, dem successiven Befallenwerden anderer, sowie insbesondere dem Beschränktbleiben auf bestimmte Diaphysen-Enden und zwar wesentlich auf die der unteren Extremitäten;
4. aus der eventuellen Abwesenheit des rachitischen Processes an anderen Scelettheilen (Schädel, Thorax, welche zudem in dem ersten Lebensjahre als die erstbetroffenen gefunden werden, während die Extremitäten vorerst zurückstehen).
5. aus der relativen Seltenheit der Affection bei dem enormen rachitischen Material.

Wir betrachten die Diagnose als leicht bei entwickeltem Process; auch die Unterscheidung von syphilitischer Affection wird nicht schwer fallen.

Der diagnostische Irrthum der betreffenden Autoren erklärt sich einestheils aus dem gleichzeitigen Vorhandensein rachitischer Störungen, anderentheils aus dem derzeitigen Fehlen oder der nicht gewahrten Berücksichtigung der neueren chirurgischen Literatur.

In ätiologischer Beziehung heben wir hervor, dass gerade durch das Vorkommen der Erkrankung innerhalb des ersten Lebensjahres wohl auf das Schlagendste die Annahme traumatischer und Erkältungs-Ursachen für die von uns angenommene Affection widerlegt werden.

Die Prognose erscheint für das erste Lebensjahr relativ sehr günstig; der Process endete drei (wahrscheinlich vier) Mal mit Rückbildung und Genesung, nur ein Mal mit Eiterung und Tod.

Die Therapie ist einstweilen eine symptomatische. Sie zerfällt in eine örtliche und allgemeine und differenzirt sich weiterhin nach den Stadien des Processes. Im entzündlichen Stadium: Ruhelagerung der Extremitäten, Application des Eises, Aufpinselung von Jodtinktur (Demme); daneben innerlich Chinin in entsprechender Anwendung und Berücksichtigung der Ernährung. Die letztere, sowie die medicamentöse

Verbesserung der Blutbeschaffenheit nehmen im Verlauf des Processes eine hervorragende Stellung ein.

Die Ausgänge des myelitischen und periostitischen Processes werden eventuell (Suppuration, Necrosirung) zum Gegenstand speciell chirurgischer Behandlung.

Die Discussion wird bis zur nächsten Versammlung vertagt.

Vorsitzender Herr Löwe. Es liegt noch vor ein Antrag von Herrn Kormann-Coburg zur Impffrage dahin gehend, dass die Versammlung sich entscheiden möge, dass zum Impfen nur animalische Lymphe verwendet werden soll und in diesem Sinne sich an das Reichsgesundheitsamt wenden, damit diese Verwendung der animalischen Lymphe obligatorisch wird. Der Antrag ist ein sehr einfacher, ich glaube, ich habe ihn getreu rnferirt. Der Gedanke ist, dass damit also die Uebertragung von Krankheiten verhütet werden kann. Sie erlassen mir wohl, Ihnen die Motive weiter vorzulesen, da ich glaube genau referirt zu haben. (Zustimmung.)

Der Antrag lautet:

„Die pädiatrische Section der Gesellschaft für Heilkunde wolle beim Reichsgesundheitsamt beantragen, dass dasselbe der Reichsregierung den Vorzug der animalen Vaccination vor der bis jetzt gebräuchlichen Abimpfung von dem Arme des einen Kindes zu dem eines anderen klar legen und die Anregung zu einem Gesetzentwurf gebe, dahin zielend, dass die im deutschen Reiche eingeführte Zwangsimpfung nur mittels Kuh- oder Farrenlymphe ausgeführt werden darf, und dass die Staatsbehörden die für die genügende Ergänzung von animaler Lymphe und für die unentgeltliche Abgabe derselben an die Impfärzte nöthigen Einrichtungen zu treffen habe, damit die durch die gewöhnliche Impfung von Arm zu Arm mögliche Uebertragung von (oft latenten) Infectionskrankheiten unmöglich gemacht wird.

Die Motive stützen sich besonders auf die Arbeiten von Pissin, Voigt, Klebs, Kormann, de Wette, Hay und Kolb.

Herr Seemann: Meine Herren, im vorigen Jahre schon hatte ich mir erlaubt, hierüber einige Worte in der Zeitschrift für praktische Aerzte zu veröffentlichen. Es ist noch gar nicht lange her, dass die Uebertragbarkeit von sog. constitutionellen

Krankheiten durch Vaccination von sehr hervorragenden Aerzten vollständig in Abrede gestellt worden ist. Männer wie Riccord, Oppolzer u. A. haben einfach erklärt, es könne durch die Vaccination eine constitutionelle Krankheit nicht übertragen werden. Später ist jedoch durch eine Reihe von sorgfältigen Beobachtungen das Gegentheil erwiesen worden. So selten auch Uebertragungen von Syphilis stattgefunden, so sind doch vereinzelte Falle so unleugbar constatirt, dass wir heute nicht mehr daran zweifeln dürfen, dass in der That eine sog. constitutionelle Krankheit durch die Vaccine von einem Kinde auf das andere übertragbar ist. Es tritt nun an uns die Frage heran, können wir diese Gefahr vermeiden durch Einführung der animalen Vaccination? Hierauf muss ich ein entschiedenes „Nein" erwiedern, ja im Gegentheil, ich habe, je mehr ich mich dem Studium dieser Frage hingegeben, die Ueberzeugung immer mehr gewonnen, dass die allgemeine Einführung der animalen Vaccination die Gefahr nur vermehren müsste. Wenn nämlich Syphilis übertragbar ist, so muss a priori angenommen werden, dass jede constitutionelle Krankheit übertragbar ist, dann ist vor Allem Scrophulose und Tuberculose ebenso übertragbar wie Syphilis. In der Praxis nachweisen lässt sich dieses nicht; und so ist von hervorragenden Autoren auch behauptet worden: die Scrophulose ist niemals übertragbar durch die Vaccine, unter so und soviel tausenden von Kindern ist es nie beobachtet, dass Scrophulose übertragen worden ist. Ja, meine Herren, diese Behauptungen sind absolut werthlos. Wir wissen, dass sehr häufig Scrophulose die im Kinde latent war, nach irgend einer Krankheit, nach Masern, nach Scharlach, selbst nach irgend einer Verletzung schon hervorzubrechen vermag, ohne dass man sich irgendwie Rechenschaft darüber geben kann. Wir wissen, dass die Scrophulose und Tuberculose eine ausserordentlich erbliche Krankheit ist, dass wenn der Vater, die Mutter, der Onkel oder nur ein naher Verwandter an Lungenschwindsucht zu Grunde gegangen ist, wir gleich den Grund für die Scrophulose haben, die sich bei dem Kinde plötzlich zeigt. Da ist es leicht zu sagen, das Kind hat die Scropheln durch schlechte

Wohnungsverhältnisse, schlechte Ernährung oder durch Erblichkeit acquirirt. 'Alles das erzeugt je nach unseren bisherigen Anschauungen Scrophulose und macht es uns bequem die Behauptung aufzustellen: ich habe niemals Scrophulose durch Vaccination entstehen sehen; In die Wirklichkeit übersetzt kann es nur heissen: es ist nicht nachgewiesen, dass durch die Vaccine Scrophulose entstanden ist, dass sie aber entstehen könne, müssen wir zugeben, wenn wir überhaupt einmal zugeben, dass überhaupt constitutionelle Krankheiten durch Vaccine übertragbar sind. Ich will gern zugeben, dass soweit die vorliegenden Experimente an Thieren hierüber Auskunft geben, diese Fragen durchaus noch nicht wissenschaftlich erschöpft sind, die Bakterien und diese kleinsten Wesen, die Klebs beispielsweise jetzt gefunden haben will sind ja noch nicht allgemein anerkannt. Wir müssen zugeben, dass die Wissenschaft für die nächsten Jahre noch sehr viel Arbeit haben wird, um hierüber ein klares Licht zu bringen. Wir können nicht mit dieser mathematischer Sicherheit sagen: die Tuberculose ist in der oder jener Form übertragbar; es sind sowohl negative als positive Resultate erzielt worden. Das aber müssen wir uns sagen, wenn gegenwärtig an den practischen Arzt die Frage gestellt wird: haben wir das Recht, von einem scrophulösen oder tuberculösen Kinde Lymphe zu nehmen, um damit ein anderes Kind zu impfen, da glaube ich wird jeder gewissenhafte Arzt nur eine Antwort haben: ich habe nicht das Recht. (Sehr richtig! Bravo!) Wir werden niemals von einem tuberculösen oder scrophulösen Kinde ein anderes impfen. Was wir aber bei dem Kinde durch Umsicht und Sorgfalt vermeiden können, sind wir beim Rinde absolut nicht im Stande.

Es ist nicht lange her, dass mit der Milch einer in der hiesigen Thierarzneischule mit grosser Sorgfalt ausgewählten Kuh einige Kinder genährt wurden; ob die Kinder gesund geblieben, weiss ich nicht, die Kuh wurde aber sehr bald darauf geschlachtet und als hochgradig perlsüchtig befunden. Es trifft hier sicher Niemanden ein Vorwurf, denn alle hervorragenden Thierärzte stimmen darin überein „es gäbe kein sicheres Symptom die Tuberculose am lebenden Rinde zu erkennen“, allein welche Lehre haben wir daraus zu ziehen? die Einzige: wir sind nicht berechtigt, der animalen Vaccination Thor und Thür zu öffnen, weil dadurch die Gefahr der Uebertragung einer gefährlichen Krankheit erhöht würde.

Sollte sich herausstellen im Laufe der Jahre, dass die humanisirte Vaccination nicht die genügende Schutzkraft hat, sollte sich das herausstellen — wir wissen ja darüber heut noch nichts bestimmtes, wir werden darüber vielleicht erst im Laufe von Jahrzehnten Klarheit haben (Sehr richtig!) — dann werden wir wohl sagen können, die humanisirte Lymphe muss regenerirt werden, dann kann sie an einem Thier regenerirt werden, das hinterher geschlachtet wird, wo wir hinterher sehr bestimmt wissen, wir haben es mit einem absolut gesunden Thier zu thun. Das ist möglich ohne den Staat mit grossen Lasten zu überbürden, ohne die Sache ungeheuer zu vertheuern. Aber meine Herren, die allgemeine Einführung der animalen Vaccination würde neben manchen anderen Unzuträglichkeiten, neben den ungeheuren Schwierigkeiten die sie aus finanziellen Gründen bieten, würde absolut keine Berechtigung haben. Freilich würde ich ganz andere Wünsche noch aussprechen in Bezug auf die gewöhnliche Impfung. Ich halte es beispielsweise für einen Fehler, dass unser Gesetz vorschreibt, innerhalb des ersten Lebensjahres muss das Kind geimpft sein, oder innerhalb des Kalenderjahres, wo es sein 1. Lebensjahr beschliesst. Die Gefahr, wenn eine Epidemie herrscht, ist allerdings gross und drängt zur Eile; wenn aber keine Epidemie zu fürchten ist, könnte man sehr wohl über das erste Jahr hinaus warten, um so mehr, da die Gefahr, die uns am meisten vorschreckt, die Gefahr der Uebertragung von Syphilis bei Kindern, die bereits das erste oder zweite Lebensjahr vollendet haben, weit geringer ist, als im ersten Lebensmonat. Das sind Dinge, die sehr wohl sich eignen, unser gegenwärtiges Impfgesetz zu verbessern. Auch die Zeit, in der geimpft wird, gerade der Hochsommer, scheint mir bei so manchen Kindern durchaus nicht geeignet zu sein. Es wäre viel besser, wenn wir nicht die Kinder im Hochsommer impften, in einer Zeit, wo ohnehin die Epidemien unter den Kindern so furchtbar aufräumen, wie es ja in grossen Städten leider so sehr der Fall ist. — Es würde zweckmässiger sein, wenn wir die Frühlings- und Herbstmonate zum Impfen benutzten. Doch das sind untergeordnete Dinge, die lassen sich sehr wohl im Laufe der Zeit verbessern, es lassen sich Erfahrungen darüber sammeln, aber hüten wir uns, dem Reichstage etwas zu empfehlen, was unbedingt gefährlich werden kann. Es wird den Gegnern der Impffrage eine bedeutende Waffe in die Hand geben, und wir laufen Gefahr, diese Wohlthat, die wir erst vor wenigen Jahren errungen haben, wesentlich zu schädigen (Lebhaftes Bravo!)

Herr Brock (Berlin). Ich wollte nur vorschlagen, da heute nicht mehr Zeit ist, diese Frage eingehend zu erledigen, eine Commission zu wählen, welche über den Antrag Kormann in der nächstjährigen Versammlung Bericht erstatte.

Ich schlage Ihnen vor, die Herren Seemann, Geh. Obermedicinalrath Eulenberg, den ich hier sehe und Herrn Flesch aus Frankfurt a. M. zu Commissionsmitgliedern zu ernennen.

Vorsitzender: Herr Löwe. Ich halte diesen Vorschlag von Herrn Brock für äusserst zweckmässig. Non liquet würden die Juristen sagen bei diesem Gegenstand und ich glaube, der so eindringliche Vortrag des Herrn Collegen Seemann hat uns das grade bewiesen. Wir müssen noch viele Erfahrungen darüber sammeln, ehe wir über die zweckmässigste Art wie die Vaccination vollzogen werden soll, ein festes Urtheil abgeben können. Ich weiss nicht, ob wir schon im nächsten Jahre dazu kommen werden, ein Urtheil abzugeben, aber eine solche Sachverständigen-Commission zu wählen, würde auch ich vorschlagen und ich hoffe, die Herren Collegen, die genannt sind, haben die Güte im Interesse der Gesellschaft, im Interesse der Wissenschaft diese Function zu übernehmen, und uns im nächsten Jahr einen Bericht darüber zu verfassen. Herr College Eulenberg, darf ich Ihre Zustimmung annehmen?

Herr Eulenberg. Ja, ich möchte gerne annehmen, wenn ich nicht vielleicht dadurch in Conflict käme mit meiner amtlichen Stellung, denn ich wäre dadurch gebunden in meinem Urtheil, und es werden doch sehr häufig grade im Verlaufe dieser Verhandlung Momente eintreten, wo wir uns auch über Aenderungen äussern müssen. Dadurch könnte ich in eine für mich unangenehme Lage kommen. Desshalb muss ich bitten, mir doch freie Stellung zu lassen, und ich glaube, der Herr Vorsitzende wird mir das nachempfinden."

In die Commission werden darauf gewählt die Herren Flesch (Frankfurt a. M.), Seemann und Volmer (Berlin) und Kormann (Coburg) als Antragssteller.

Vorsitzender: Herr Löwe. M. H., mir ist der Wunsch ausgesprochen, dass wir jetzt bei der stark vorgerückten Zeit zum Schluss unserer Verhandlung kommen. Ich sage Ihnen und den Herren, die früher sich betheilgt haben an unseren Arbeiten meinen und den Dank der Collegen, die hier am Vorstandstisch an den Arbeiten theilgenommen haben, für die so ausserordentlich gütig und freundliche Haltung, welche die Versammlung bei den Verhandlungen eingenommen hat. Ich kann sagen, dass ich die Haltung der Versammlung musterhaft gefunden habe. Nicht ein Wort einer gehässigen Polemik bei allem Ernst, mit dem mannigfache wissenschaftliche Fragen hier zur Erörterung gekommen sind! Gerade diese Haltung giebt mir die Ueberzeugung, dass wir einen schönen Anfang gemacht haben mit dieser pädiatrischen Section, die hier zum ersten Male ihre öffentliche Versammlung gehalten hat, und dieser Anfang wird segensreich sein für die Wissenschaft und segensreich für praktische Heilkunst und wird uns befähigen, die Pflichten, die wir unsern Mitbürgern gegenüber zu erfüllen haben, noch erfolgreicher zu erfüllen, als es bisher der Fall gewesen ist. (Bravo!)

Herr Brock. Meine geehrten Herren! Wir haben wohl alle Veranlassung, den Herren Vorsitzenden, die an den Versammlungstagen die Verhandlungen mit solcher Ausdauer und mit solchem warmen Eifer geleitet und unsere

Sache dadurch mächtig gefördert haben, unsern verbindlichsten Dank auszudrücken. Ich bitte sie meine Herren, zu Ehren des Herrn Gerhardt, zu Ehren des Herrn Löwe und des Herrn Winckel sich von den Sitzen zu heben. (Geschieht.)

Vorsitzender. Ich danke Ihnen, meine Herren und werde nicht verfehlen, Herrn Collegen Gerhardt und Herrn Winckel, Ihren Dank mitzutheilen. Ich schliesse hiermit die erste öffentliche Versammlung der pädiatrischen Section der Gesellschaft für Heilkunde. Auf Wiedersehen, meine Herren im nächsten Jahre.

Anhang.

Ueber Lungenphthisen und Körpergewichtscurven.

Von

C. Gerhardt - Würzburg[1]).

An jeder beliebigen Krankheit lässt sich zeigen, dass deren Verlauf in einem noch im Wachsen begriffenen Körper Besonderheiten darbietet. — Nehmen wir eine der häufigsten Krankheiten, die Lungenphthise, so wird sich auch an ihr dieser Satz bewahrheiten.

Schon in grobanatomischer Beziehung lässt sich Einiges hervorheben, so dass ausser den Spitzen und den übrigen Theilen der Oberlappen in vielen Fällen die Unterlappen stark betheiligt sind, sei es auch nur in Form einzelner käsiger Heerde, zahlreicher peribronchitischer Knötchen und Miliartuberkeln. Letztere pflegen überhaupt reichlich vertreten zu sein, während Bronchiektasien in geringerem Maasse an dem anatomischen Bilde, namentlich an der Entstehung jener kleineren Cavernen unterhalb der Lungenspitzen betheiligt sind. Grosse Cavernen an den Spitzen kommen weniger oft zu Stande, weil der kindliche Organismus leichter erschöpfbar ist und der Tod früher eintritt.

Von den Complicationen können als besonders dem Kindesalter zukommende bezeichnet werden diejenigen, welche sich

[1]) Der Vortrag war für die erste öffentliche Versammlung der pädiatrischen Section der Gesellschaft für Heilkunde in Berlin bestimmt.

an den Verdauungsorganen entwickeln: Magen- und Darmgeschwüre, Fettleber, Amyloid, Peritonealtuberculose. Dann jene am Lymphdrüsensystem und dem Gehirn: Hirntuberkeln, Basilarmeningitis, Sinusthrombose. Von einer Anzahl anderer Organe gilt das Umgekehrte, so von dem Genitalsystem, dem Larynx. Sie stehen in Function und Entwickelung noch zurück und sind weniger zum Eintreten in den phthisisch-tuberculösen Erkrankungsprocess geneigt.

Bei der Untersuchung findet man den phthisischen Habitus meist stark ausgeprägt; der biegsamere Brustkorb zeigt stärkere Einsenkungen an den Schlüsselbeingruben, bedeutende Verminderung des sternovertebralen Durchmessers. Harte Lymphdrüsengeschwülste füllen manchmal die Supraclaviculargrube wieder etwas aus. Anämie und Abmagerung erreichen frühzeitig hohen Grad, namentlich fällt auch im Vergleiche zu Rachitischen die Dünne und Zartheit der Gliedmaassen auf, nur die knollige Verdickung der Nagelglieder wird stark ausgeprägt.

An der Brust lassen sich bei richtiger Stellung und Haltung und bei sorgfältiger Percussion Dämpfung oder tympanitischer Schall einer Spitze, Herabrücken der oberen Grenze einer Lunge leicht nachweisen. Zwar müssen entsprechende Auscultationszeichen vorhanden sein, wenn die Dämpfung Bedeutung haben soll, sei es auch nur saccadirtes, rauhes Athmen, Rasselgeräusch oder bronchialer Hauch. Doch finden sich narbige Schrumpfung, schiefrige Induration und dergl. im Kindesalter weit weniger vor als bei Erwachsenen, so dass der Nachweis einfacher Dämpfung an der Lungenspitze von entsprechend grösserer Beweiskraft ist für die Diagnose der ersten Anfänge der Lungenphthise. Fast ebenso leicht wie in der Annahme einer Dämpfung kommen Irrthümer vor in der Annahme von Cavernenbildung. Am kindlichen Thorax tritt überaus leicht tympanitischer Schall, Geräusch des gesprungenen Topfes und Wintrich'scher Schallhöhenwechsel ein. Beweisend für Cavernenbildung bleibt daher nur: Metallklang, beim Aufsitzen tiefer werdender tympanitischer Schall, und das metamorphosirende Athmen von Seitz. —

Die Körperwärme bleibt in sehr wenigen Fällen während

des grössten Theiles des Verlaufes normal. Anderseits sind es wieder nur sehr wenige Formen mehr acuter Verlaufsweise, in denen ein dem pneumonischen ähnlicher Fieberverlauf beobachtet wird, bei dem öfteres Herabgehen auf nahezu oder ganz normale Grade vermisst wird. Im Kindesalter wie bei Erwachsenen zeigt sich jener Typus vorherrschend, den man als Intermittens quotidiana irregularis bezeichnen kann. Fieberbewegung dauert bei diesem Typus während des grössten Theiles der 24 Stunden des Tages an; in den Nachmittags- und Abendstunden wird ein an verschiedenen Tagen sehr ungleiches Maximum erreicht, das zwischen $38\frac{1}{2}$ und $40\frac{1}{2}$ zu liegen pflegt. In den Stunden nach Mitternacht findet unter starkem Schweisse eine vollständige Entfieberung statt. Je höher und breiter die Gipfel einer solchen Tagescurve, um so schlimmer die Einwirkung des Fiebers auf die Ernährung. War der Kranke während einiger Stunden entfiebert und steigt dann die Körperwärme rasch und hoch, so kann dies unter den Erscheinungen eines Frostes geschehen. Durch den Eintritt des Frostes bei Tage und des Entfieberungsschweisses in der Nacht wird auch das äussere Bild der Krankheit einer Intermittens sehr ähnlich. Diese Form kennzeichnet eine rasche ungünstige Verlaufsweise. Hohes Fieber in einem bereits erschöpften Körper spricht sich aus durch hohe Abendtemperatur bei tief subnormalen Morgentemperaturen. Dies ist eine noch ungünstigere Verlaufsweise, die selten länger als einige Tage, höchstens Wochen dem tödtlichen Ende vorausgeht. Gerade diese findet sich im Kindesalter oft und stark ausgeprägt, selbst so, dass das Quecksilber in einem Tage über 6° der Scala durchläuft (34—40° C.). Dagegen wird Typus inversus nur selten und vereinzelt getroffen.

Das Fieber muss als Hauptursache der Abmagerung betrachtet werden. Doch sind in dieser Beziehung drei Thatsachen beachtenswerth:

1) Zunahme des Körpergewichtes kann bei einem Kinde erfolgen trotz sichtlich fortschreitender Abmagerung. Das Wachsthum des Körpers erfährt nicht leicht durch Fieber allein eine Hemmung von einiger Dauer. Eher scheint manchmal

durch Fieber im Verein mit profusen Säfteverlusten ein völliger Stillstand des Wachsthums bewirkt zu werden. In vielen Fällen, in welchen das Fieber weder hoch noch continuirlich ist, vermag der febrile Schwund der vorhandenen Gewebe nicht das Gewicht der fortwährenden Gewebsanbildung zu erreichen. Abmagerung und Wachsthum wirken in entgegengesetztem Sinne auf den Gang des Körpergewichtes, meist überwiegt der Einfluss des Wachsthums.

2) Auch in längeren (bei 3stündlicher Messung) fieberlosen Zeiträumen kann bei Phthise eine beträchtliche Abnahme des Körpergewichtes stattfinden, namentlich wenn die Function der Verdauungsorgane in mehrfacher Weise geschädigt wird z. B. durch Zusammentreffen von Fettleber, Darmphthise und tuberculöser Peritonitis.

3) Eine bedeutende Zunahme des Körpergewichtes lässt sich bei Kindern mit nicht zu hohem Fieberverlaufe der Phthise leichter als bei Erwachsenen durch geeignete Behandlung erreichen. Namentlich kann oft durch reichlichen Milchgenuss eine beträchtliche Entwickelung des Fettgewebes im Körper erzielt werden.

Die Körpergewichtscurve eines Erwachsenen zeigt sofort und einfach an, ob Krankheit, Ernährung und Behandlung einen Gewinn oder Verlust an Körpergewicht bedingen. Die Curve eines Kindes giebt darüber nur Aufschluss in jenen Ausnahmsfällen, in denen man eine horizontale, abfallende oder rapid ansteigende Linie vor sich hat. Meistens hat man eine langsam ansteigende Linie vor sich. Um deren Bedeutung zu verstehen, ist es nöthig, das mittlere Körpergewicht des betreffenden Alters und dessen normales Ansteigen während der betreffenden Lebensperiode hinzuzuzeichnen um aus dem Vergleiche ein Urtheil zu gewinnen, ob die Beobachtung eine subnormale, normale oder übernormale Zunahme des Körpergewichtes ergeben hat.

Ueber Hydrocephalus acutus.

Von

Max Salomon - Berlin [1]).

Ein kürzlich beobachteter Fall von Hydrocephalus acutus giebt mir die Veranlassung, diese Krankheit zum Gegenstande einer kurzen Erörterung zu machen. Die Krankengeschichte ist folgende:

Else W., geb. den 13. April 1877, hat im Sommer 1878 an Brechdurchfall gelitten und bald darauf eine recht heftige Broncho-Pneumonie durchgemacht; seit Anfang März d. J. leidet sie an Keuchhusten mässigen Grades. Der Vater laborirt an sehr langsam verlaufender Lungenphthise und an schon Jahre lang bestehender Caries des Sternums, die jetzt in Folge anhaltenden Jodkaligebrauches zur Heilung neigt. Die Mutter ist in ihrer Jugend scrophulös gewesen. Eine Schwester ist am 13. October 1875 im Alter von $7^1/_2$ Jahren nach c. 20stündiger Krankheit an Hydrocephalus acutissimus gestorben — am 12. October früh trat Erbrechen ein, nach einer halben Stunde Bewusstlosigkeit, am 13. früh der Tod; sie hatte im letzten Jahre häufiger an Kopfschmerzen gelitten, war während ca. 8 Tage vor Ausbruch der Krankheit mürrisch und traurig gestimmt und besass eine vorgebaute Stirn. Von den drei andern Geschwistern hat ein 12 Jahre alter Bruder einen abnorm kleinen Kopf, wenig entwickelten Verstand; er klagt ab und zu über Kopfschmerzen, ebenso wie eine 9 Jahre alte sonst normal gebaute Schwester, während ein 5jähriger Bruder wieder die vorgebaute Stirn zeigt und vor 2 Jahren einen allerdings ziemlich rasch gehobenen Krampfanfall durchgemacht hat.

Als ich am 7. April d. J. Vormittags das recht gut entwickelte Kindchen, bei dem nur die vorgewölbte Stirn auffällt, besuchte, wurde mir von der Mutter mitgetheilt, es habe seit 3 Uhr Morgens einige Male ohne Husten sich übergeben, während sonst das Erbrechen immer nur in Folge der Keuchhustenanfälle aufgetreten war. Ich fand das Kind leicht

[1]) Der Vortrag war für die erste öffentliche Versammlung der pädiatrischen Section der Gesellschaft für Heilkunde in Berlin bestimmt.

fiebernd, die Zunge etwas belegt, Sensorium frei; Verordnung: abführende Saturation, ruhiges, kühles Verhalten. Das Erbrechen wiederholte sich im Laufe des Tages nicht mehr, der Schlaf war in der Nacht ziemlich ruhig, und am Morgen des 8. April früh spielte die kleine Patientin bei meiner Visite im Bette. Ungefähr um 10 Uhr Vormittags bemerkte die Mutter, dass das Kind schläfrig und matt aussah und zuweilen längere Zeit hindurch einen bestimmten Punkt starren Auges fixirte; um 12½ Uhr trat Bewusstlosigkeit ein. Etwas später fand ich Patientin soporös daliegend, die Augen bald starr blickend, bald nach oben gerollt; mit der linken Hand fuhr sie in kleinen Zwischenräumen wischend über das Gesicht; der Mund seitlich verzogen, die Hände zuckend. Der Puls war sehr beschleunigt (140), der Kopf heiss. Am Abend fiel mir eine eigenthümliche Unregelmässigkeit in der Respiration und im Pulse auf: Die Respiration war rasch, sehr leise und wurde ab und zu durch eine lange seufzende Athembewegung unterbrochen; der Puls war sehr frequent (ca. 160) und von eigenartiger Beschaffenheit, indem 4—6 langsame Pulsschläge mit 10—12 sehr raschen abwechselten. Temperatur 39,1°, Stuhlverstopfung. In der Nacht keine Veränderung; am folgenden Tage vollkommen ausgebildetes Cheyne-Stokes'sches Athemphänomen, die gleiche Pulsunregelmässigkeit; die Pupillen von mittlerer Weite, unempfindlich gegen Licht. In der Nacht vom 9. auf den 10. April trat Singultus auf und leichte Cyanosis, so dass die Eltern jeden Augenblick den Tod des Kindes erwarteten, Erscheinungen, die aber am folgenden Tage verschwunden waren, während die andern Symptome alle fortbestanden. Am Abend des 10. April zuerst Zeichen des wiederkehrenden Bewusstseins. Jetzt machte die Besserung rasche Fortschritte, die Respirations- und Pulsanomalien verschwanden, und das Kind ist jetzt (25. April) wieder vollkommen hergestellt. Ich muss noch hervorheben, dass der Keuchhusten, der während der schweren Krankheitserscheinungen verschwunden war, jetzt in verstärktem Grade wieder erschienen ist.

Die Behandlung war streng antiphlogistisch und ableitend: 6 Blutegel an die Schläfen, ununterbrochen eine Eisblase auf den Kopf, Calomel. 0,1 4 stündlich bis Stuhlgang erzielt war, dann einmal ausgesetzt und wieder begonnen, Senfteige an die Waden, warme Chamillen-Vollbäder mit eiskalten Uebergiessungen des Kopfes, und mehr symptomatisch und empirisch Flor. Zinc. 0,03 mit dem Calomel abwechselnd. Diese Behandlung wurde auch noch fortgesetzt, als das Bewusstsein wiedergekehrt war, und, allmälig vermindert, erst nach mehreren Tagen verlassen.

Ich möchte mir erlauben, an die so eben mitgetheilte Krankengeschichte einige Bemerkungen anzuknüpfen.

Was zunächst die Diagnose betrifft, so wird darüber wol kein Zweifel herrschen. Der ganze Symptomencomplex sowie die Aetiologie (der chronisch phthisische Vater nämlich, die unter ähnlichen Erscheinungen zu Grunde gegangene Schwester, die vorjährige Broncho-Pneumonie und der bestehende Keuchhusten) weisen auf Hydrocephalus acutus hin. Leider bin ich nicht in der glücklichen Lage, über diesen Fall ein interessantes Sectionsprotokoll vorlegen zu können, sodass allerdings der Exactheit nicht Genüge geschieht — ein Fehler, den das Kind sich hoffentlich nicht beeilen wird, wieder gut zu machen. Es gab eine Zeit, und sie ist noch nicht überwunden, in der es als unwissenschaftlich galt, Krankengeschichten zu veröffentlichen, ohne dazu gehörenden Obductionsbericht, wo unter der Alleinherrschaft der pathologischen Anatomie nur der Fall für interessant galt, der auf dem Sectionstische wissenschaftlich durchforscht war. Man hatte ganz übersehen, dass die Aufgabe der Medicin und des Arztes einzig und allein darin besteht, Krankheiten zu verhüten und zu heilen, dass die pathologische Anatomie, die Mikroskopie nicht Selbstzweck sind, sondern nur Unterstützungsmittel zur Erkennung und Hebung der anomalen Vorgänge im menschlichen Körper. Noch jetzt wird eine Arbeit, die ausführliche Leichenbefunde bringt, fast stets als eine höchst gelehrte und bemerkenswerthe betrachtet, mag auch häufig genug der Werth nur darin bestehen, dass in ermüdender Weitschweifigkeit längst bekannte Verhältnisse geschildert werden, ohne aus ihnen concrete Schlüsse zu ziehen. Der Auctor glaubt eben, das gelehrt aussehende Protokoll sei an sich schon eine That. —

Wenn ich also die Diagnose zu stellen mir erlaubte ohne durch den Leichenbefund sie erhärten zu können, so wird man, hoffe ich, mir und dem Kinde Indemnität ertheilen. Ebenso erbitte ich sie mir dafür, dass ich als nomen morbi den etwas veralteten Ausdruck *Hydrocephalus acutus* statt des gebräuchlicheren *Meningitis tuberculosa* gewählt habe. Es geschah, weil jener mir angemessener erscheint als dieser, der, von der pathologisch-anatomischen Aera eingeführt, Wesen und Ursache der Krankheit genau zu bezeichnen nur prätendirt. Der Umschwung aber, der in neuerer Zeit sich in Betreff der Anschauungen über Lungenphthise anbahnt, muss nothwendiger Weise auch unsere Ansichten über das Wesen der mit jener so eng verknüpften Gehirnhautentzündung der Kinder modificiren.

Fassen wir in wenigen Sätzen den Stand der Phthisenfrage zusammen. Nachdem bei Leichenöffnungen Schwindsüchtiger die Lungentuberkeln entdeckt worden waren, neigte man sich bald immer mehr dazu, sie als das Wesentliche des ganzen Processes anzusehen. Der Hauptvertreter dieser Richtung, die nur Eine Lungenschwindsucht, die tuberculöse, kannte, war Laënnec. Von Frankreich aus machte diese Ansicht in Deutschland solche Propaganda, dass bei uns das Wort Phthisis vollständig verschwand und statt dessen die *Tuberculosis pulmonum* den exacteren Namen darstellen sollte, während die Franzosen doch immer noch die Benennung *phthisie* beibehielten. Wie es aber immer geht, wenn man der pathologischen Anatomie allein das Scepter überlässt, so auch hier — es kamen andere Forscher (Reinhardt, Virchow), die nachwiesen, dass es in den Lungen an Phthisis Gestorbener ausser den Tuberkeln auch eigenthümliche, bisher wenig beachtete Entzündungszustände gäbe, die, einen gleichen Entwickelungsgang wie die Tuberkeln, nämlich den in käsigen Zerfall, durchmachend, theils mit den Knötchen vergesellschaftet sind, theils, wenn auch selten, selbstständig auftreten.

Und nun nahm man consequenter Weise zwei Arten von Lungenschwindsuchten an und nannte die zweite Form **käsige Pneumonie**. Sie wanderte nun als Gegengabe von uns nach Frankreich und beginnt jetzt dort sich einzubürgern. Aber solche Zweitheilung kann wiederum nicht vor dem Experimente (durch Impfung des Einen Krankheitsstoffes vermag man beide Krankheitsformen hervorzurufen) und dem klinisch-ätiologischen Standpunkte zu bestehen, und schon wendet man sich allmälig wieder der einheitlichen Lungenphthise zu, bei der bald die tuberculöse, bald die käsig-entzündliche Form vorwiegt oder ausschliesslich herrscht, denen aber klinisch der deletäre Process, der nekrotische Zerfall gemeinsam ist. Als Ursache beider Arten betrachtet man ausser der hereditären Anlage eine Infection, sei es nun eine Selbstinfection durch Aspiration des Detritus irgend eines vielleicht schon längere Zeit unschädlich bestehenden käsigen Depot's z. B. einer entarteten Lymphdrüse — oder eine Infection durch ein von Aussen in den Organismus eingedrungenes Gift (z. B. Sputa von Phthisischen).

Wenden wir uns jetzt wieder zum Hydrocephalus acutus, so wissen wir, dass auch hier zwei Arten unterschieden werden, je nachdem man die Pia mater mit Tuberkeln durchsetzt findet oder dieselben vermisst und nur ein eigenthümliches gallertartiges, sulziges Exsudat nachweisen kann. Die Krankheit wurde beobachtet bei gleichzeitiger Hirntuberculose, bei Freisein des Gehirns, aber bestehender Lungenphthise oder Tuberculose der Leber, Milz etc., endlich bei völliger Integrität sämmtlicher anderer Organe des Körpers. Aber es herrscht noch keineswegs Einigkeit unter den Auctoren über die Auffassung dieser so skizzirten Unterarten. Die Einen sehen das Specifische nur in den vorhandenen Tuberkeln und bezeichnen die Meningitis bei Fehlen derselben als eine **simplex**, Andere bestehen freilich nicht auf der Anwesenheit von Tuberkeln in der Pia, verlangen sie aber in sonstigen Organen nachweisen zu können, Andere endlich erkennen auch die dritte Art als gleichberechtigt an. Die mangelnde Uebereinstimmung über diese Fundamentalanschauungen zeigt so recht die neueste Arbeit von **Henoch** („Aus der Kinderklinik“ in Charité-Annalen Jahrg. IV), der es für nöthig erachtet, besonders darauf hinzuweisen, dass er eine basilare Meningitis trotz des Fehlens der Tuberkeln in der Pia, aber bei Vorhandensein derselben im Gehirne, in der Milz, der Leber, den Lungen, zur Klasse der tuberculösen Gehirnhautentzündungen rechnet, für eine „tuberculöse Meningitis ohne Meningealtuberkeln" hält. „Nicht die Tuberkeln", sagt derselbe weiterhin, „sondern die durch dieselben hervorgerufene oder die mit ihrer Entwickelung gleichzeitig einhergehende Entzündung der Pia ruft diejenigen krankhaften Erscheinungen hervor, welche die tuberculöse Meningitis charakterisiren" (l. c. pag. 523). Unbedingt zugegeben! Allein mit dieser Ausführung wird durchaus nicht erklärt, wieso, während in der Mehrzahl der Fälle Tuberkeln in der Pia gefunden werden, dieselben zuweilen vollkommen fehlen und doch die Entzündung vorhanden ist. Man kann doch nicht die Möglichkeit der Meningealsymptome ohne Tuberkeln zugeben und dann sich dabei beruhigen, dieser Thatsache als einer unerklärlichen Ausnahme gegenüberzustehen. Wir meinen, wenn derartige Beobachtungen vorliegen, so ist es Pflicht, dem Gesetze nachzuforschen, durch das solche Fälle in die Erscheinung kommen müssen.

Es zeigt sich uns somit eine Zerfahrenheit der Ansichten, wie sie grösser kaum gedacht werden kann. Versuchen wir, den rothen Faden zu finden, um eine Einigung herbeizuführen. Sie wird uns leicht werden, wenn wir den Standpunkt, den wir oben in Bezug auf die Phthisenfrage skizzirt, auch in der Meningitisfrage einnehmen. Es sind die Worte „Tuberkel" und „tuberculös", die dadurch, dass sie mit Verlust ihres speciellen pathologisch-anatomischen Charakters zu einem allgemein klinischen Begriffe emporgeschraubt worden sind, die Verwirrung der Geister angerichtet haben — wir entkleiden sie des erborgten Schmuckes und lassen ihnen nur das nackte Dasein der anatomischen Bezeichnung. Wie wir ferner die Tuberculosis pulmonum und die Pneumonia caseosa als verschiedene Aeusserungen eines und desselben symptomatisch Phthisis pulmonum genannten Krankheitsprocesses erkannt haben, so fassen wir auch die Meningitis basilaris tuberculosa und die Meningitis basilaris simplex (wenn anders die Aetiologie uns dazu berechtigt) als Substrate eines und desselben Hydrocephalus acutus genannten Krankheitsbildes auf. Die Meningitis tuberculosa entspricht der Lungentuberculose, die Meningitis simplex der käsigen Pneumonie — es ist dasselbe, nicht organisationsfähige, nekrotisch zerfallende Exsudat, nur dass wir hier und bei den Meningealtuberkeln den Process nicht so weit verfolgen können, wie in den Lungen, weil bei der Wichtigkeit des ergriffenen Organes der menschliche Organismus zu schnell der Krankheit erliegt. Und wie die Lungenschwindsucht seltener durch die käsige Entzündung als durch die tuberculöse hervorgerufen wird, so auch die Meningitis häufiger durch diese als durch jene. Verbannen wir daher den Namen Meningitis tuberculosa als Krankheitsbezeichnung und lassen wir ihn nur dem pathologisch-anatomischen Leichenbefunde, während, bis ein besserer an die Stelle tritt, der Hydrocephalus acutus als ein Nichts präjudicirender Name uns das Krankheitsbild vergegenwärtigen mag.

Unterstützt wird diese unsere Auffassung der pathologischen Vorgänge auch durch die Aetiologie. Wie in der Lungenphthise als ursächliche Schädlichkeiten die Heredität, die Infection von einem käsigen Heerde aus und durch einen von Aussen in den Körper eindringenden Krankheitskeim angeschuldigt werden, so erklärt man sich auch das Zustandekommen des Hydrocephalus acutus auf dieselbe Weise. Ja Henoch (l. c.) glaubt eher annehmen zu können, dass die Section ungenau gemacht worden sei, als dass ein käsiges Depôt als Ausgangspunkt der Meningitis nicht vorhanden wäre, und von anderer Seite (Reich, Berl. klin. Wochenschr. No. 37, 1878) ist uns eine Epidemie von Hydrocephalus acutus unter Neugeborenen berichtet worden, die allem Anscheine nach durch Küsse der schwindsüchtigen Hebeamme hervorgerufen war. Wenn nun aber in den Lungen in Folge einer Infection bald Tuberculose, bald, unter noch nicht erforschten Umständen, eine käsige Entzündung sich bildet, so wäre es doch mit dem Naturgesetze in Widerspruch, wenn nicht auch im Gehirne aus denselben Ursachen dieselben Wirkungen eintreten sollten.

Unter den Symptomen möchte ich als pathognomonisch auf das Cheyne-Stokes'sche Athmen, auf den eigenthümlich starren, fixirenden Blick bei vollständiger Bewusstlosigkeit, und vorzüglich auf die Unregelmässigkeit des Pulses hinweisen. Eine solche, ich möchte sagen regelmässige Unregelmässigkeit (abwechselnd 4—6 langsame und 10—12 sehr rasche Pulsschläge) habe ich so constant noch nicht beim Hydrocephalus acutus beobachtet.

Die Prognose ist natürlich wie bei allen Gehirn- und Gehirnhautentzündungen eine sehr schlechte, ja viele Collegen leugnen eine Heilbarkeit der Krankheit vollständig und sind gleich bereit, jeden als geheilt geschilderten Fall unter die Fehldiagnosen zu rubriciren. Darin geht man offenbar zu weit, wie das eben vorgeführte Beispiel beweist. A priori lässt sich jedenfalls die Nothwendigkeit des letalen Ausganges nicht beweisen, und ich kann Henoch keineswegs beistimmen, wenn er (l. c. pag. 525) sagt: „in der Herausbildung der Meningitis aus einer allgemeinen Infection liegt auch der Grund ihrer Unheilbarkeit". Wenn durch Infection entstandene Lungentuberculose und käsige Pneumonie geheilt werden können — und sie werden geheilt, wie ich auch einen prägnanten Fall letzterer Krankheit bei anderer Gelegenheit mitzutheilen die Ehre haben werde — so kann doch in der Infection nicht das Verderbliche liegen. Hier kommt wol nur, wie wir oben schon betont, die Dignität des befallenen Organs in Betracht, und ob seine Functionen längere Zeit beeinträchtigt werden können, ohne dass dadurch zugleich der Lebensprocess aufgehoben wird. Ich möchte im Gegentheile die Collegen davor warnen, sich einem zu grossen Pessimismus hinzugeben, der unwillkührlich die helfende Hand lähmt und leicht zu einem verderblichen Nihilismus verleitet. Wenn irgend wo, so ist beim Hydrocephalus acutus eine energische Therapie angezeigt, die aller Hülfsmittel der Antiphlogose und der Derivation sich bedienend zuweilen doch im Stande ist, die Macht der Entzündung zu brechen. —

Vereins-Nachrichten.

Der Vorstand ist in die schmerzliche Lage versetzt, der Gesellschaft den Tod zweier ihrer Mitglieder anzuzeigen:

1. Charles Murchison, M. D., LL. D. Edin., F. R. S., Ehrenmitglied unserer Gesellschaft seit 1873, starb am 23. April d. J. zu London. Sein Leben war, wie es wenigen unserer Berufsgenossen beschieden ist, reich an Arbeit und ebenso reich an Erfolgen. Geboren am 21. Mai 1830 auf Jamaica als Sohn eines Arztes, kam er schon als Kind nach Schottland und bezog im Jahre 1845 die Universität Aberdeen, ging 1847 nach Edinburg und bestand 1850, kaum 20 Jahr alt, das Examen am College of Surgeons in Edinburg. Während seiner Studienzeit hatte er schon mehrere erste Preise erworben und erhielt 1851 bei der Promotion für seine Dissertation: „Ueber die Pathologie der malignen Geschwülste“ die goldene Medaille. In demselben Jahre ward er Gesandtschaftarzt in Turin, kehrte 1852 nach Edinburg zurück, wandte sich dann zur weiteren Ausbildung nach Paris und begab sich von da nach Indien in den Dienst der Compagnie; in Calcutta übernahm er später die Professur der Chemie.

Nach seiner Rückkunft nach England, 1855, bestand Murchison sofort das Examen zur Erlangung der Mitgliedschaft des Royal College of Physicians, London, und erhielt die Ernennung als Arzt an der Westminster General Dispensary und als Prosector, nachher als Lehrer der Botanik am St. Mary's Hospital. 1856 wurde er assistent-physician am King's College Hospital, 1860 am Middlesex Hospital und wurde 1866 zum Oberarzte an demselben Hospitale ernannt, während er bis zu dieser Zeit zugleich auch als assistent-physician am London Fever Hospital unermüdlich thätig gewesen war.

Mit dem Jahre 1870 nahm seine Privatpraxis ungemein zu. 1871 wurde er Oberarzt am St. Thomas Hospital, 1877 Präsident der Pathological Society, 1879 Leibarzt des Herzogs und der Herzogin von Connaught.

Im Jahre 1872 hatte er an sich selbst eine Aorteninsufficienz diagnosticirt. Er erlag plötzlich dieser Krankheit, — mitten in seinem Berufe, — während der Sprechstunde, in seinem 50. Lebensjahre (am Vorabende der ersten Versammlung der pädiatrischen Section unserer Gesellschaft, für deren Gedeihen er das wärmste Interesse an den Tag gelegt hatte).

Von seinen zahlreichen Arbeiten erwähnen wir nur sein grosses Werk über die typhoiden Krankheiten (the Continued Fevers of Great Britain, II. Aufl. 1873), eine vorzüglich klare, durch scharfe Logik ausgezeichnete Arbeit, musterhaft in der Bewältigung und Sichtung des colossalen Materials, eine Frundgrube und Grundlage für alle späteren Auctoren, dauerud bedeutsam für die ätiologische Richtung, die damit gewissermassen inaugurirt wurde, — und „die klinischen Vorlesungen über Leberkrankeiten", II. Aufl. 1877 mit dem Anhange: „Die functionellen Störungen der Leber".

Murchison war eine bedeutender Gelehrter und von grosser Arbeitskraft, ein ausgezeichneter Lehrer, sehr beliebt und vielgesucht als Praktiker und, wenn auch zurückhaltend gegen Fernerstehende, von denen, die ihn näher kannten, als treuer, aufopferungsfähiger und charaktervoller Freund hochgeschätzt.

Wie sehr er in England gewürdigt wurde, beweist, dass sofort nach seinem Tode sich aus Mitgliedern der Londoner und Edinburger Universität ein Comité, an dessen Spitze Lister und Burdon-Sanderson stehen, zur Errichtung eines würdigen Denkmals für den Dahingeschiedenen bildete.

2. Dr. Carl Christian Beyer, Grossherz. Sanitätsrath, Mitglied seit 1878, starb am 1. März d. J. in Sulza. Geboren am 10. October 1831 zu Kaltennordheim, absolvirte er seine Studien in Jena und Leipzig und ward später in Jena Assistent der Entbindungsanstalt unter Prof. Martin. Seit 1857 practicirte er in Bad Sulza, für dessen Hebung er auch durch seine Schriften bekanntlich vielfach und erfolgreich thätig war.

Corrigendum.

Auf pag. 149 Z. 15 v. u., 6 Col. lies: 118 statt 11,8.

Bei Fragen zur Produktsicherheit wenden Sie sich bitte an:
If you have any questions regarding product safety,
please contact:

Walter de Gruyter GmbH
Genthiner Straße 13
10785 Berlin
productsafety@degruyterbrill.com